D1734331

Kohlhammer

Die Autorin:
Monika Thomm, leitende MTA in der Schmerzambulanz der Klinik für Anästhesiologie und Operative Intensivmedizin des Klinikums der Universität zu Köln.
Vorstandsmitglied der Deutschen Gesellschaft zum Studium des Schmerzes (DGSS), Sprecherin des Arbeitskreises Krankenpflege und med. Assistenzberufe der DGSS, Mitglied der Expertenarbeitsgruppe zum Nationalen Expertenstandard Schmerzmanagement des Deutschen Netzwerks für Qualitätsentwicklung in der Pflege (DNQP).

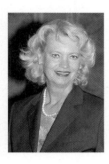

Monika Thomm

Schmerzpatienten in der Pflege

5., vollständig überarbeitete
und erweiterte Auflage

Verlag W. Kohlhammer

Wichtiger Hinweis

Pharmakologische Daten verändern sich fortlaufend durch klinische Erfahrung, pharmakologische Forschung und Änderung von Produktionsverfahren. Verlag und Autor haben große Sorgfalt darauf gelegt, dass alle in diesem Buch gemachten Angaben dem derzeitigen Wissensstand entsprechen. Eine Gewährleistung können Verlag und Autor hierfür jedoch nicht übernehmen. Daher ist jeder Benutzer angehalten, die gemachten Angaben, insbesondere in Hinsicht auf Arzneimittelnamen, enthaltene Wirkstoffe, Dosierungen und spezifische Anwendungsbereiche anhand des Medikamentenbeipackzettels und der entsprechenden Fachinformationen zu überprüfen und in eigener Verantwortung im Bereich der Patientenversorgung zu handeln. Aufgrund der Auswahl häufig angewendeter Arzneimittel besteht kein Anspruch auf Vollständigkeit.

Dieses Werk einschließlich aller seiner Teile ist urheberrechtlich geschützt. Jede Verwendung außerhalb der engen Grenzen des Urheberrechts ist ohne Zustimmung des Verlages unzulässig und strafbar. Das gilt insbesondere für Vervielfältigungen, Übersetzungen, Mikroverfilmungen und für die Einspeicherung in elektronischen Systemen.

Die Wiedergabe von Warenbezeichnungen, Handelsnamen oder sonstigen Kennzeichen in diesem Buch berechtigt nicht zu der Annahme, dass diese von jedermann frei benutzt werden dürfen. Vielmehr kann es sich auch dann um eingetragene Warenzeichen oder sonstige gesetzlich geschützte Kennzeichen handeln, wenn sie nicht eigens als solche gekennzeichnet sind

5., vollständig überarbeitete und erweiterte Auflage 2005

Alle Rechte vorbehalten
© 1998/2005 W. Kohlhammer GmbH
Stuttgart Berlin Köln
Verlagsort: Stuttgart
Umschlag: Gestaltungskonzept Peter Horlacher
Gesamtherstellung: W. Kohlhammer
Druckerei GmbH + Co. Stuttgart
Printed in Germany

Geleitwort

Der Verkauf von mehr als 120.000 Exemplaren innerhalb von vier Auflagen ist ein beeindruckender Erfolg für ein medizinisches-pflegerisches Fachbuch, zumal in einem so eng umschriebenen Spezialgebiet. Erfahrungen und Rückmeldungen aus einem großen Leserkreis sind nun in die 5. Auflage eingeflossen. Das große Interesse spiegelt den Bedarf dieses Buches wider und bestätigt die klinische Erfahrung, dass die Schmerztherapie zu ihrem Erfolg mehr benötigt als nur Organdiagnostik und Medikamentenverordnung. Vielmehr spielt nicht nur im stationären Bereich, sondern auch in der ambulanten Schmerzbehandlung die pflegerische Komponente eine verlaufsbestimmende Rolle. Die Weiterentwicklung der so erfolgreichen Monographie durch Frau Thomm ist deshalb eine besonders verdienstvolle Arbeit. Die Autorin schöpft ihre Kompetenz aus einer mehr als siebzehnjährigen engagierten Arbeit in der Schmerzambulanz der Klinik für Anästhesiologie und Operative Intensivmedizin der Universität zu Köln und in ebenso langer Zusammenarbeit mit dem durch die Deutsche Krebshilfe geförderten Dr.-Mildred-Scheel-Haus für Palliativmedizin am Universitätsklinikum Köln. Die neue Auflage beschränkt sich jedoch nicht mehr auf die Tumorschmerztherapie und die Palliativmedizin, sondern sie geht noch ausführlicher als die 4. Auflage auf Schmerzsyndrome anderer Genese ein. Hiermit wird das Buch einen gegenüber den früheren Auflagen erweiterten Leserkreis ansprechen.

Köln, im Dezember 2004
Prof. Dr. Walter Buzello

Direktor der Klinik und Poliklinik für Anästhesiologie und Operative Intensivmedizin der Universität zu Köln

Vorwort zur 1. Auflage

Francis Bacon forderte schon im 17. Jahrhundert in seinem Buch „De dignitate augmentis scientiarum": „Es ist die Aufgabe des Arztes, Schmerzen zu lindern, und das nicht nur, wenn jene Linderung der Schmerzen als eines gefährlichen Zustandes zur Wiederherstellung der Gesundheit dient, sondern auch dann, wenn ganz und gar keine Hoffnung mehr vorhanden und doch aber durch Linderung der Qualen ein mehr sanfter Übergang aus diesem zu jenem Leben verschafft werden kann. Es ist fürwahr ein kleiner Teil der menschlichen Glückseligkeit, dass man nämlich ein sanftes Ende habe." Dieses Zitat hat mit dem Aufkommen der modernen Schmerztherapie und der Palliativmedizin wieder stark an Aktualität gewonnen. Es scheint, Bacon habe viele Entwicklungen unserer Tage vorhergesehen. Nicht vorhergesehen hat er jedoch die wichtigen Aufgaben des Pflegepersonals im schmerztherapeutischen oder palliativmedizinischen Team, denn er spricht nur von „der Aufgabe des Arztes".

In den letzten Jahren fanden verschiedene Lehrbücher auf dem Gebiet der Schmerztherapie eine weite Verbreitung, die sich jedoch fast ausschließlich an Ärzte oder Studenten wenden. Keines wurde jedoch speziell für das Krankenpflegepersonal konzipiert. Mit vorliegendem Buch möchte ich versuchen, diese Lücke zu schließen.

Im Laufe meiner langjährigen Arbeit in der Schmerzambulanz der Klinik für Anästhesiologie und Operative Intensivmedizin der Universität zu Köln habe ich in vielen Gesprächen mit Pflegekräften, die im ambulanten wie auch stationären Bereich chronische Schmerzpatienten betreuen, Unsicherheit und Hilflosigkeit erlebt, die wohl aus mangelnden theoretischen Kenntnissen und fehlenden praktischen Anleitungen resultieren.

Dieses Buch kann dazu beitragen, mehr Professionalität und fachliche Kompetenz vonseiten des Pflegepersonals zu erreichen, um somit eine optimale und bedürfnisorientierte Pflege der oftmals schwierigen Schmerzpatienten sicherzustellen.

Es kann helfen, eigene Bewältigungsstrategien im Umgang mit Schmerzpatienten zu entwickeln, um die Freude am helfenden Beruf zu bewahren. Gleichzeitig dient es als Nachschlagewerk für standardisierte, in der Schmerztherapie angewandte medikamentöse und invasive Verfahren.

Folgende Aspekte stehen daher im Vordergrund des Buches:

1.) Pflegerische Maßnahmen im Umgang mit Schmerzpatienten
2.) Arbeitstechniken bei invasiven anästhesiologischen Verfahren
3.) Hinweise auf Gefahren und Komplikationen
4.) Die Bereitschaft zur Auseinandersetzung mit der eigenen Person

Es bleibt mein Wunsch, dass dieses Buch den Pflegenden Rat und Hilfe biete und damit den chronisch Schmerzkranken zugute komme.

Herrn Dr. Frank Petzke danke ich ganz herzlich für die abschließende fachliche Durchsicht des Manuskriptes.

In meinem Dank einschließen möchte ich Herrn Priv.-Doz. Dr. Lukas Radbruch, Facharzt für Anästhesiologie, der die im Manuskript angegebenen Medikamentendosierungen durchgesehen hat.

Monika Thomm

Vorwort zur 5. Auflage

Ich möchte mich bei meinen Lesern, besonders bei den Pflegenden, ganz herzlich für das weiterhin bestehende Interesse verbunden mit der großen Nachfrage nach meinem „Kitteltaschenbuch" bedanken. Das bestärkt mich darin, dass ich mit meinem Konzept richtig liege, ein Buch von „Pflege zu Pflege" zu konzipieren. Es lässt mich zudem hoffen, dass mein Ziel und mein Hauptanliegen der 1. Auflage aus dem Jahre 1998 – die bessere Versorgung von chronischen Schmerzpatienten – erfüllt werden.

Die 5. Auflage wurde komplett überarbeitet, aktualisiert und erweitert. Ein neues Kapitel beschreibt spezielle Krankheitsbilder im chronischen nichttumorbedingten Bereich, wie z. B. die Behandlung und die pflegerischen Interventionen beim akuten und chronischen Rückenschmerz, der Herpes zoster-Erkrankung, der sympathischen Reflexdystrophie und anderer Krankheitsbilder, die durch inadäquate Behandlung zur Chronifizierung führen können. Bis heute sind die Ursachen chronischer Schmerzen nicht ausreichend bekannt. Chronischer Schmerz ist mehr als eine reine Sinnesempfindung oder Sinneswahrnehmung. Die psychischen und sozialen Faktoren haben bei vielen Schmerzformen eine weit reichende Bedeutung. Somit ist es dringend erforderlich, dass die Behandlung chronischer Schmerzen im multiprofessionellen Team durch den bestmöglichen Beitrag jeder einzelnen Berufsgruppe erfolgt. Die Pflege jedoch ist häufig bei z. B. Pflegeverrichtungen oder Medikamentenausgaben in intensiverem Kontakt zu den Patienten als Ärzte und andere Berufsgruppen. Professionelle Krankenbeobachtung und die differenzierte Einschätzung der Schmerzpatienten sowie pflegerische Kompetenz stellen wesentliche Aufgaben bei der Behandlung dieser Patientengruppe dar.

Pflegende haben einen entscheidenden Einfluss auf die Patienten und können im Rahmen des Schmerzmanagements Frühzeichen des erfahrenen Schmerzes erkennen und adäquate Therapiemaßnahmen koordinieren oder durchführen.

Monika Thomm

Inhalt

1 Pflegerischer Umgang mit chronischen Schmerzpatienten

Bei der Pflege von chronischen Schmerzpatienten maligner und nichtmalinger Genese wird das Ausmaß emotionaler Beteiligung und Belastung des Pflegepersonals meist noch erheblich unterschätzt. Die permanente Konfrontation mit Schmerzgeplagten macht häufig unsicher, depressiv, hilflos und traurig, aber auch abwehrend und zornig (Ratsak und Schiebel-Piest 1992).

Die Berufssozialisation des Krankenpflegepersonals fordert prinzipiell, dass die *Sorge* um und das *Versorgen* der Patienten im Mittelpunkt zu stehen habe. Es geht mehr darum, dem anderen zu helfen, als auf eigene Grenzen der Belastbarkeit zu achten (Ratsak und Schiebel-Piest 1992). Die geringe Möglichkeit, starke und belastende Gefühle spontan zu äußern – und das in einer Position, die wenig Veränderung erlaubt – schafft eine gefährliche Problematik. Menschen, die in einem solchen Umfeld arbeiten, sind selbst gefährdet. Das Burnout-Syndrom kann eine Reaktion auf diese Situation sein (Ekert und Ekert 1994). Nach einer Studie „Die hilflosen Helfer" (1982) von Schmidbauer werden „in keiner anderen Berufsgruppe psychische und andere Störungen so sehr vertuscht und bagatellisiert wie in der, die unmittelbar mit der Behandlung dieser Störungen befasst ist. Schwäche und Hilflosigkeit werden nur beim anderen begrüßt und unterstützt."

Im Rahmen nationaler und internationaler Zusammenschlüsse, z. B. onkologischen Pflegepersonals der Deutschen Krebsgesellschaft, die in den letzten Jahren entstanden sind, wird offen über die eigenen psychischen Belastungen im Umgang mit Schwerstkranken diskutiert. Sie werden nicht mehr als individuelles Problem benannt, sondern als ein grundsätzliches; die Notwendigkeit von Bewältigungsstrategien und Entlastungsmöglichkeiten wird aufgezeigt.

Eine notwendige und berechtigte Entlastung mit der Chance für die HelferInnen, gesund zu bleiben und ihre Leistungsfähigkeit zu erhalten und zu stärken, liegt in der Beachtung folgender Möglichkeiten:

- eine sinnvolle Zeitbegrenzung
- eine sinnvolle Verantwortungsbegrenzung
- die gesunden Anteile des Patienten unterstützen und somit auf Gegenseitigkeit achten
- andere zum Helfer und Begleiter machen und somit selber Hilfe annehmen
- Selbstpflegekonzepte entwickeln, seinen eigenen Wünschen und Bedürfnissen nachgehen, sich selber oft „etwas Gutes" tun
- Arbeitsgruppen bilden, wie Stationsstammtisch, Supervisions- und Balintgruppen.

Die Durchführung der Supervision oder der Balintgruppen kann in Form von geleiteten Gesprächen im Stationsteam erfolgen. Diese regelmäßigen Gespräche (monatlich oder bei Bedarf) sollten von einer in Gesprächsführung erfahrenen Person begleitet werden.

Supervision heißt, *von oben* auf etwas schauen. Entsprechend ist der Supervisor eine außerhalb der Hierarchie stehende Person mit in der Regel psychotherapeutischer Qualifikation. Er sollte jedoch den Krankenhausalltag kennen, um die institutionellen und persönlichen Rahmenbedingungen mit einbeziehen zu können. In dieser neuen und anderen Situation der Gruppe soll das eigene tägliche Handeln kritisch überprüft und reflektiert werden. Als Außenstehender kann der Supervisor die Dinge aus einer anderen Perspektive sehen und kann helfen, Klarheit und gegenseitiges Verständnis bei den vielfältigen Konflikten und Spannungen innerhalb des Teams zu schaffen.

Ausgehend von dem Psychoanalytiker und Arzt Michael Balint, galt das Konzept der Balintgruppen als eine Methode zur Diagnostik der Arzt-Patient-Beziehung. Das wesentliche Vorgehen besteht darin, dass die Beziehung zwischen dem Arzt und dem von ihm vorgestellten Patienten gemeinsam in der Gruppe reflektiert wird (Ratsack und Schiebel-Piest 1992).

Dieses Konzept nutzt man heute auch in anderen Bereichen. Ziel der genannten Unterstützungsmaßnahmen ist die persönliche Verarbeitung der patientenbezogenen, belastenden Erlebnisse, die Verbalisierung von kontroversen Behandlungs- oder Betreuungsansichten und die Stärkung des Teamgeistes.

Eine weitere Entlastung des begleitenden Helfers stellt das offene Gespräch im Team dar, wenn so zum Beispiel Trauer und Überforderung im Team artikuliert werden können und nicht als persönliche Schwäche und Unzulänglichkeit versteckt werden müssen. Ein Gefühl der Solidarität entsteht, wenn man hört, dass auch die KollegInnen ähnliche Empfindungen und Wahrnehmungen haben, was direkt und unmittelbar zur Entlastung beiträgt.

Wenn man innerhalb des Teams mit seinen persönlichen Eigenheiten gesehen und akzeptiert wird, resultiert daraus ein Gefühl der Zusammengehörigkeit und des Vertrauens. Das Bewusstsein, gemeinsam eine schwere, aber gute Arbeit zu machen, trägt zur Stabilität und zum Selbstbewusstsein des Teams bei. Ein selbstbewusstes Team wird in der Lage sein, selbst über schwierige Situationen offen zu sprechen und gemeinsam nach Lösungsmöglichkeiten zu suchen. Hat z. B. eine Pflegekraft Probleme mit oder sogar Wut auf einen Patienten und können beide sich im Moment nicht verstehen, wird das Team vielleicht einen Wechsel der Pflegekraft oder andere Konfliktlösungen vorschlagen.

Wenn das gesamte Team Schwierigkeiten mit einem Patienten hat, kann im Teamgespräch der eventuelle Grund herausgefunden werden. Die Dynamik der Patienten wird sich in der Dynamik des Stationsteams widerspiegeln. Deshalb sollten Konflikte innerhalb des Teams auch vor dem Hintergrund der momentanen Stationsbelegung betrachtet werden.

Eine weitere Hilfe zur Burnout-Prophylaxe bieten klinikinterne Fort- und Weiterbildungsangebote, Kongressbesuche, Hospitationen auf Palliativstationen oder schmerztherapeutischen Einrichtungen. Die Teilnahme an Weiterbildungsmaßnahmen bringt Kontakte mit Krankenschwestern/-pflegern aus anderen Krankenhäusern mit sich, was sowohl zur Steigerung der fachlichen Kompetenz als auch des Selbstbewusstseins beitragen kann. Je mehr professionelle Kompetenz eine Pflegekraft hat, desto besser wird sie in der Lage sein, ihre Möglichkeiten und Fähigkeiten zu nutzen und auch die Grenzen ihrer Belastbarkeit zu erkennen und zu akzeptieren (Ratsak und Schiebel-Piest 1992).

Literatur

Aulbert E (1993) Bewältigungshilfen für den Krebskranken. Thieme Verlag, Stuttgart

Ekert E, Ekert W D (1994) Psychologie in der Krankenpflege. 7., überarbeitete Auflage, Kohlhammer Verlag, Stuttgart Berlin Köln

Koch U, Schmeling C (1982) Betreuung von Schwer- und Todkranken. Ausbildungskurs für Ärzte und Krankenpflegepersonal. München

Ratsak G, Schiebel-Piest B (1992) Psychoonkologie für Krankenpflegeberufe. Vandenhoeck und Ruprecht, Göttingen

Schmidbauer, W (2004) Hilflose Helfer. Vollständig überarbeitete und erweiterte Neuausgabe, Rowohlt, Reinbek bei Hamburg

2 Pathophysiologische Grundlagen der Schmerzentstehung

2.1 Definition des Begriffes Schmerz

Definition

Jeder Mensch weiß aus Erfahrung, was Schmerz ist. Laut der Internationalen Gesellschaft zum Studium des Schmerzes (IASP) wird der Begriff „Schmerz" folgendermaßen definiert:

„Schmerz ist ein unangenehmes Sinnes- und Gefühlserlebnis, das mit einer Gewebeschädigung verknüpft ist, aber auch ohne sie auftreten kann oder mit Begriffen einer solchen Schädigung beschrieben wird. Schmerz ist immer subjektiv."

2.2 Schmerzentstehung

Schmerzen haben ihre Ursache häufig im Versorgungsbereich des peripheren Nervensystems, wie z. B. in der Haut. Hier liegen die freien Nervenendigungen, die so genannten Nozizeptoren, die eine Verletzung registrieren und die Nachrichten in Form von Nervenimpulsen über afferente Fasern zum zentralen Nervensystem weiterleiten. Sie sind die Schadensmelder des Nervensystems und üben damit eine wichtige Schutzfunktion aus.
Einige Nozizeptoren reagieren auf mehrere Reize, wie Druck, Zug, Hitze oder Kälte; andere hingegen reagieren nur auf eine Reizart. Ein Schmerzreiz kann nicht nur von außen auf den Körper einwirken, auch im Körper selbst können durch körpereigene Substanzen (Entzündungsmediatoren) chemische Schmerzreize ausgelöst werden. Bei einer traumatischen Gewebeschädigung und einer Entzündungsreaktion, wie z. B. bei einer Gelenks- oder Muskelerkrankung, werden körpereigene, schmerzauslösende Substanzen freigesetzt, wie z. B. Serotonin oder Histamin. Diese chemischen Entzündungs-

mediatoren erregen die Schmerzrezeptoren. Gleichzeitig kommt es bei einer entzündlichen oder traumatischen Gewebeschädigung zur Freisetzung von Kininen (Bradykinin) und Prostaglandinen.
Diese Stoffe

- sensibilisieren die Schmerzrezeptoren
- erhöhen das Ansprechen der Schmerzrezeptoren auf körpereigene schmerzauslösende Substanzen
- steigern die Ansprechbarkeit der Schmerzrezeptoren gegenüber Reizen, die von außen auf den Körper einwirken.

Ein minimaler Reiz kann dann schon als schmerzhaft empfunden werden, z. B. eine leichte Berührung bei einem Sonnenbrand.
Um die Bildung von Prostaglandinen und damit die Sensibilisierung der Schmerzrezeptoren zu hemmen, werden Medikamente wie die Acetylsalizylsäure (Aspirin®), die unter anderem die Synthese der Prostaglandine blockieren, sowie andere schmerzstillende Medikamente (Analgetika) verabreicht.

2.3 Schmerzleitung

Für die Schmerzwahrnehmung sind zahlreiche Strukturen des zentralen Nervensystems verantwortlich. Im Gehirn existiert kein eigentliches Schmerzzentrum, wie es z. B. ein Sprachzentrum gibt.
Nach einer Reizung der Nozizeptoren wird die Erregung über zwei verschiedene Arten von Nervenfasern zum Rückenmark weitergeleitet: den A-delta- und C-Fasern.
Die A-delta-Fasern sind myelinisiert und daher schnell leitend. Sie sind für den hellen, gut lokalisierbaren Sofortschmerz verantwortlich und Auslöser des Fluchtreflexes.
Die C-Fasern sind nicht myelinisiert und langsam leitend und daher für den schlecht lokalisierbaren, dumpfen Zweitschmerz verantwortlich.
Schmerzleitende Fasern, auch nozizeptive Afferenzen genannt, treten über die Hinterwurzeln der Rückenmarksnerven (Spinalnerven) in das Hinterhorn des Rückenmarks ein, wo die sensiblen Nervenzellen und die erste Umschaltstelle liegen. Von hier aus kreuzen

die Bahnen auf die andere Seite und steigen zunächst noch gemeinsam die Vorderseitenstrangbahnen des Rückenmarks zentralwärts zum Stammhirn auf. Von hier zieht der eine Teil zur Formatio reticularis, der andere zum Thalamus.

Die Formatio reticularis ist für die Aufmerksamkeit und die Wachheit verantwortlich. Je wacher und aufmerksamer ein Mensch ist, desto intensiver wird er den Schmerzreiz wahrnehmen.

Der Thalamus übernimmt Verteilerfunktion. Von dort wird ein Teil der Erregungen zum limbischen System geleitet, das wiederum mit dem emotionalen Anteil der Schmerzwahrnehmung in Bezie-

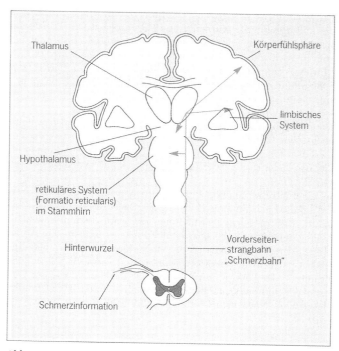

Abb. 2.1:   Die Leitung nozizeptiver Afferenzen (Schmerzinformationen) im zentralen Nervensystem

hung steht. Ein anderer Teil zieht zum Hypothalamus und stellt von dort aus über die Hypophyse die Verbindung zum endokrinen System her. Die Hypophyse steht in direkter funktioneller und anatomischer Verbindung zum Hypothalamus. Ein letzter Teil schließlich läuft zu Arealen der Großhirnrinde, die die Körperfühl-sphäre repräsentieren.

2.4 Körpereigene Schmerzhemmung

Die wichtigsten körpereigenen schmerzhemmenden Stoffe sind die Endorphine. Sie wurden erst 1975 entdeckt. Das Wort setzt sich aus *endogen* und *Morphin* zusammen und bezeichnet ein vom menschlichen Organismus selbst produziertes Morphin.

Morphin kann auch als ein Bestandteil der Opiumpflanze (z. B. Schlafmohn) gewonnen werden. Weitere Bestandteile des Opiums sind das hustenstillende Kodein und das Heroin. Diese Substanzen werden als Opiate bezeichnet.

Die Endorphine wirken analgetisch und euphorisch und dämpfen – ebenso wie Opiate – die Schmerzwahrnehmung. Sie weisen also dieselben Eigenschaften wie Opiate auf. Endorphine kommen im Gehirn, in der Hypophyse, im Rückenmark und in den peripheren Organen vor.

In einer Stresssituation oder bei einem traumatischen Erlebnis erfolgt die Endorphinausschüttung spontan. Es ist seit langem bekannt, dass in solchen Situationen die Schmerzempfindlichkeit herabgesetzt ist. Als Beispiel sei der zunächst unbemerkte Abriss eines Armes von Soldaten in einer Kampfsituation genannt. Auch verschiedene Therapieverfahren sind vermutlich über eine Erhöhung der Endorphinkonzentrationen erklärbar, wie die Wirkung der Akupunktur oder der niederfrequenten transkutanen elektrischen Nervenstimulation (TENS) *siehe Kapitel 11.*

Literatur

Hildebrandt J (1994) Therapie chronischer Schmerzen. Jungjohann Verlagsgesellschaft, Stuttgart

Weber A (1991) Schmerz und Schmerzkrankheiten. Thieme Verlag, Stuttgart

Zenz M, Jurna I (2001) Lehrbuch der Schmerztherapie. Wissenschaftliche Verlagsgesellschaft, Stuttgart

3 Schmerzarten

Man unterscheidet zwischen akutem und chronischem Schmerz.

3.1 Akuter Schmerz

Akute Schmerzen sind biologisch durchaus sinnvoll. Sie sind Warnzeichen, die auf eine Gefahr aufmerksam machen. Sie weisen stets auf einen akuten Prozess hin.

3.2 Chronischer Schmerz

Schmerzen, die länger als sechs Monate bestanden, wurden früher als chronisch bezeichnet. Diese Definition beinhaltet allerdings nur die zeitliche Achse ohne Berücksichtigung der Komplexität und der mit dem chronischen Schmerz und weiterer Chronifizierung einhergehenden Veränderungen. Die Definition der Internationalen Gesellschaft zum Studium des Schmerzes (IASP) stellt jedoch einen Fortschritt dar: *Schmerzen werden als chronisch bezeichnet, die den erwartenden Zeitraum, in dem üblicherweise eine Heilung stattfindet, überdauern.* Aber auch diese Definition hat Schwächen. Bei einigen Patienten muss schon nach wenigen Monaten von einer Chronifizierung ausgegangen werden. Bei anderen Patienten, z. B. PCP-Patienten (*progredient-chronische Polyarthritis*), tritt die Chronifizierung trotz jahrelanger Schmerzanamnese nicht ein. Für die Anamnese und die nachfolgende Therapieplanung hat sich in den letzten Jahren das *Mainzer Stadienkonzept des Schmerzes nach Gerbershagen* bewährt. In einem sehr einfachen Verfahren werden die auf die Chronifizierung einwirkenden Faktoren wie zeitliche und räumliche Aspekte des Schmerzes, das Medikamenteneinnahmeverhalten und die Patientenkarriere berücksichtigt. Der sich aus diesen Parametern ergebende Summenscore gibt das Schmerzchronifizierungsstadium an, in dem sich der Patient befindet. Diese hat dann unmittelbare Auswirkungen auf die Behandlung des Patienten. Typisch für einen hohen Chronifizierungsgrad ist, dass die Schmerzintensität nur noch gering schwankt; bei einigen Patienten kommt es zum Dauerschmerz. Die Ausbreitung bis hin zum Ganzkörperschmerz (Panalgesie) wird häufig beobachtet. Das Medikamenteneinnahmeverhalten kann sich bis zur Politoxikomanie ändern. Bei höherer Chronifizierung verändert sich bei manchen Patienten die persönliche Lebensführung, die sich in der Beeinträchtigung des sozialen Verhaltens und zwischenmenschlichen Bindungen ausdrückt. Häufige Arztwechsel, schmerzbedingte Krankenhausaufenthalte, Operationen und Reha-Maßnahmen verdeutlichen das Drängen der Patienten nach invasiven Behandlungsmaßnahmen.

Die Behandlung chronischer Schmerzzustände wird nach wie vor in Deutschland vernachlässigt. Ein Beispiel ist die, im internationalen Vergleich, erhebliche Unterversorgung von Patienten mit hochwirksamen Opioiden, die unter schweren Schmerzzuständen leiden. Eine Ursache kann hierfür die Unsicherheit oder Unkenntnis im Umgang mit Betäubungsmitteln sein oder aber die Angst um missbräuchliche Verwendung im Sinne von Sucht oder Abhängigkeit. Darüber hinaus besteht heute noch bei Ärzten und Pflegepersonal eine eher generelle Hilflosigkeit in der Therapie von *inkurablen* Krankheitssymptomen, obwohl in der Schmerztherapie in den letzten Jahren ein beachtlicher Fortschritt zu verzeichnen ist. Daher werden auch Patienten mit *nichttumorbedingten* chronischen Schmerzzuständen inadäquat behandelt, oftmals voreilig „psychiatrisiert" oder ersatzweise durch nicht indizierte Psychopharmaka in eine unverschuldete Abhängigkeit getrieben.

3.2.1 Nozizeptorschmerz

Man spricht von einem Nozizeptorschmerz, wenn es zur direkten Reizung der Schmerzrezeptoren kommt, wie z. B. durch eine Verletzung oder entzündliche oder tumoröse Gewebeschädigung.

Ein Nozizeptorschmerz ist eine typische Indikation für Analgetika.

Nozizeptorschmerzen treten auf bei:

- Verletzung
- Rheumatischen Krankheitsbildern
- Tumorerkrankung.

 Therapie

- Acetylsalicylsäure (Aspirin®)
- Nichtsteroidale Antiphlogistika,
  z. B. Diclofenac (Voltaren®)
- Paracetamol
- Metamizol (Novalgin®)
- Opioide.

3.2.2 Neuropathischer Schmerz

Neuropathische Schmerzen können durch eine Funktionsstörung oder Schädigung im Bereich peripherer Nerven oder des Zentralnervensystems (ZNS) entstehen.

Als Beispiel sei der Bandscheibenvorfall genannt.

Die Bandscheibe ist ein aus Bindegewebe bestehendes elastisches Gebilde, das zwischen zwei Wirbelkörper eingeschoben ist. Sie hat die Aufgabe, die Bewegungen der Wirbelsäule abzufedern. Kommt es zu einer pathologischen Verschiebung der Bandscheibe, kann sie entweder auf das Rückenmark selbst Druck ausüben oder auf die aus dem Rückenmark austretenden Nerven (Spinalnerven). Geschieht dies im Lendenwirbelbereich, entsteht der bekannte Ischiasschmerz. Toxische Nervenschädigungen können durch Medikamente oder Giftstoffe wie Alkohol entstehen. Bei Nieren- oder Leberversagen sind es die krankhaften Stoffwechselprodukte, die den neuropathischen Schmerz auslösen. Ist eine Vielzahl von Nerven betroffen, spricht man von einer Polyneuropathie.

3.2.3 Zentraler Schmerz

Der zentrale oder auch Thalamusschmerz genannt, kann nach Verletzungen (Läsionen) des Zentralnervensystems, z. B. nach einem Apoplex, auftreten. Die Schmerzen entstehen kontralateral zur Läsion. Sie sind entweder halbseitig, häufiger aber im Bereich einer Extremität bzw. in oberer und unterer Extremität lokalisiert.

3.2.4 Deafferenzierungsschmerz

Deafferenzierungsschmerzen sind neuropathische Schmerzen mit Verlust der sensorischen Verbindung mit dem ZNS; d. h. die afferenten Nervenfasern sind partiell oder komplett getrennt.
Als Beispiele seien der Phantomschmerz nach Amputationen und der Ausriss des Plexus axillaris, eine häufige Verletzung nach Motorradunfällen, genannt. Durch Schädigung einer Nervenwurzel werden die Hinterhornzellen im Rückenmark erregt, wie dies normalerweise beim Eintreffen aus der Peripherie geschieht. Diese werden zum Gehirn weitergeleitet und lösen Schmerzempfindungen aus. Deafferenzierungsschmerzen sind demnach eine Schmerzempfindung ohne Afferenzen, d. h. ohne periphere Schmerzinformation. Das Gehirn unterliegt also einem Täuschungsmanöver.
Bei einer Oberschenkelamputation z. B. wachsen an der Durchtrennungsstelle neue Nervenfasern, die ein Knäuel bilden, das so genannte Neurom. Diese Fasern senden Nervenimpulse aus, die vom Gehirn als Schmerzreize gedeutet werden.
Neuropathische Schmerzen können von anfallsartigem, brennendem oder einschießendem Charakter sein. Sie liegen vor bei/als:
- Bandscheibenvorfall
- Trigeminusneuralgie
- Postzosterischer Neuralgie
- Z. n. Apoplex
- Phantomschmerz
- Wurzelausriss
- Polyneuropathie

- Leber-, Nierenversagen
- operativen Eingriffen im zentralen Nervensystem
- Tumorerkrankung.

Die klassischen Analgetika zeigen, im Gegensatz zum Nozizeptor-schmerz, bei neuropathischen Schmerzen wenig Erfolg. Besser wirken:

✍ Therapie

- Antikonvulsiva → Carbamazepin (Tegretal®) → Clonazepam (Rivotril®) → Gabapentin (Neurontin®) → Pregabalin (Lyrica®)
- Antiarrhythmika → Mexiletin (Mexitil®)
- Antidepressiva → Amitriptylin (Saroten®)
- Kortikosteroide → Dexamethason (Fortecortin®)
- TENS-Anwendung *siehe Kapitel 11*
- Lidoderm® (Lidocain 5%)-Pflaster
- Kombination mit Opioiden.

3.2.5 Viszeraler/übertragener Schmerz

Der viszerale Schmerz (= Eingeweideschmerz) hat seinen Entstehungsort im Brust- und Bauchraum. Aufgrund der geringeren Anzahl von Nozizeptoren und zentraler Repräsentanz (nur 2,5 % aller Afferenzen) wird er meist als dumpf, tief und schlecht lokalisierbar empfunden. Verdrängt ein Tumor, z. B. im Bereich des Bauchraumes, die Verdauungsorgane, spricht man darum von viszeralen Schmerzen.

Zusätzlich tritt das Phänomen auf, dass es bei Eingeweideschmerzen auch zu Schmerzen im Hautbereich kommt. Dies rührt daher, dass sich jedem inneren Organ aufgrund der Nervenverschaltung im Rückenmark typische Hautareale (= Head-Zonen) zuordnen lassen.

Organschmerzen aus Brust- und Bauchraum werden oft in andere Körperregionen projiziert. Ein Beispiel dafür ist der Herzinfarkt. Hierbei wird der Schmerz meist im linken Arm verspürt.

Beim Bauchspeicheldrüsentumor (Pankreastumor) wird der Schmerz nicht im Bauchraum, sondern im Lendenwirbelbereich empfunden, was zu Fehldiagnosen führen kann.

Viszerale Schmerzen treten auf bei

- Tumorerkrankung
- als Kapselschmerz, z.B. bei Lebertumoren oder chronischer Lebererkrankung
- Herzinfarkt
- Ulcus
- Dehnung von Hohlorganen
- Nieren-, Gallenkoliken.

Therapie

Für den viszeralen Schmerz gibt es keine Standardtherapie. Je nach Erkrankung wird der Schmerz nach dem WHO-Stufenschema therapiert *(siehe Kapitel 8)*, oder es werden regionalanästhesiologische Verfahren angewendet *(siehe Kapitel 9)*.

3.3 Schmerzkrankheit

Man spricht von einer Schmerzkrankheit, wenn sich körperliche und seelische Geschehen überschneiden. Der chronische Rheumatiker beispielsweise weiß, dass im Bereich seines Bewegungsapparates etwas nicht stimmt. Auch weiß er, dass er nicht akut gefährdet ist. Meist interessiert er sich deshalb nicht weiter für seine Erkrankung, sondern konzentriert sich ausschließlich auf seine quälenden Schmerzen. Sie stehen für ihn im Vordergrund seines Lebensalltags und prägen sein Krankheitsbild so stark, dass die Schmerzen zur eigenen Krankheit werden.

3.3.1 Somatisierungsstörung

Der Begriff der Somatisierungsstörung wurde erstmals im Diagnoseschlüssel der amerikanischen psychiatrischen Vereinigung (DSM-III) 1980 verwendet. Heutzutage werden diese Krankheitsbilder nach dem ICD 10-Schlüssel klassifiziert. Hier wird von einer Somatisierungsstörung gesprochen, wenn Patienten regelmäßige und wechselnde Beschwerden in verschiedenen Körperregionen aufweisen, die über mehrere Jahre andauern. Die Patienten begeben sich deshalb in medizinische Behandlung. Sie sind jedoch enttäuscht und unzufrieden, weil keine körperliche Ursache ihrer Schmerzen vorliegt bzw. keine, welche die Beschwerden in diesem Ausmaß oder die wechselnden Lokalisationen erklären könnte. Solche Patienten entwickeln sich zum „Koryphäenkiller", indem sie die unterschiedlichsten Fachärzte konsultieren, um ihre Befürchtungen über den eigenen Körper zu mildern. Sind alle Möglichkeiten der Diagnostik ausgeschöpft und umfangreiche Therapien erfolglos angewandt, suchen sie schließlich auf Anraten ihrer behandelnden Ärzte oder durch Eigeninitiative eine schmerztherapeutische Einrichtung auf.

Diese Patienten haben eine hohe Erwartung in solch eine Spezialambulanz, in der Hoffnung, endlich von ihren langjährigen und quälenden Schmerzen befreit zu werden. Auch der Schmerztherapeut behandelt diese Schmerzpatienten mit den ihm zur Verfügung stehenden invasiven Techniken und Methoden, die jedoch zu keinem befriedigenden Behandlungserfolg führen. Aus der anfänglich vertrauensvollen und idealisierenden Haltung des Patienten dem Arzt gegenüber wird zunehmend eine enttäuschte und misstrauische. Der behandelnde Schmerztherapeut wiederum ist durch den fehlenden Erfolg auch enttäuscht und wertet den Patienten zum „Querulanten" ab. Als Konsequenz schlägt der Arzt dem Patienten vor, sich zu einem Psychologen zu begeben mit der Verdachtsdiagnose „Somatisierungsstörung". Der Patient fühlt sich in diesem Fall als Simulant abgeschoben. Er wird also die nächste Spezialambulanz aufsuchen und bei Nichterfolg keine Kosten und Mühen scheuen, weitere schmerztherapeutische Einrichtungen und andere Ärzte in Anspruch zu nehmen.

Typisch für diese Arzt-Patient-Beziehung ist es, dass die Patienten den Arzt dazu veranlassen, invasive diagnostische Verfahren und aufwendige kostspielige Therapien anzuwenden, die dieser eigentlich für nicht sinnvoll erachtet. Der behandelnde Arzt gerät immer wieder in Gewissenskonflikte durch Aussagen wie: „Bitte, Herr Doktor, befreien Sie mich endlich von meinen Schmerzen, sonst möchte ich nicht mehr leben". Er bemüht sich um eine andere Behandlungsmöglichkeit. Viele chronische Schmerzpatienten sind zu jedem schmerzhaften Eingriff und, trotz fragwürdiger Befunde, zu jeder Operation bereit. Man fragt sich oft, woher diese Patienten die Hoffnung nehmen, dass die x-te Operation nun endlich die lang ersehnte Schmerzfreiheit bringen wird. Es ist letztlich nicht selten, dass zwischen den Operationsfolgen und dem ursprünglichen Schmerzsyndrom nicht mehr unterschieden werden kann.

Die indizierte psychotherapeutische Behandlung der Somatisierungsstörung wird oftmals von solchen Patienten als Eingeständnis der Simulation missdeutet und massiv abgelehnt. Deshalb sollten zur Therapie nachfolgende Richtlinien berücksichtigt werden mit dem Ziel, die Hausarzt/Facharzt-Patient-Beziehung zu unterstützen und zu stärken, um den Patienten schließlich für eine Psychotherapie zu gewinnen.

Therapie

- Kurze, regelmäßige, ambulante Termine mit festgelegter Zeitdauer, z. B. mittwochs, 11 Uhr, 15 Minuten
- kurze körperliche Untersuchung des schmerzhaften Körperteils
- keine invasive Diagnostik, einschließlich EKG und Blutentnahme
- Vermeidung der Überweisung zum Facharzt oder ins Krankenhaus, wenn sie nicht streng indiziert ist
- keine Analgetika. Wenn unvermeidlich, nur Analgetika mit geringem Nebenwirkungsspektrum z. B. Metamizol (Novalgin®) oder Tramadol (Tramal®)
- Medikamenteneinnahme streng nach festem Zeitplan
- Krankheitskonzept mit dem Patienten besprechen
- Motivation zu frühzeitigem Training (z. B. Fahrradergometrie)
- statt Nervenblockaden *siehe Kapitel 9*, physikalische Therapie, Massagen, Wärmeanwendungen, Entspannungsverfahren
- Ziel → Psychotherapeutische Behandlung!

Merke

- Den Patienten und seine Schmerzen ernst nehmen
- nicht den Anschein erwecken, es handle sich um ein seelisches Problem
- bei Einsatz von Opioiden *siehe Kapitel 8.3* Behandlungsvertrag mit dem Patienten abschließen
- regelmäßige Kontrollen, ob die Vereinbarungen eingehalten werden

- bei Verstoß gegen diese Vereinbarungen → Abbruch der Opioid-behandlung
- Verordnung der Opioide nur durch einen schmerztherapeutisch versierten Arzt und vor allen Dingen durch denselben Arzt
- Mitbringen der leeren Medikamentenschachteln
- häufige Änderungen der Medikation vermeiden
- nur kleine Medikamentenänderungen vornehmen, wie z. B. Halbierung der Tabletten
- Tabletten vor oder nach dem Essen einnehmen.

Literatur:

Egle U T, Hoffmann S O (1993) Der Schmerzkranke. Schattauer Verlagsgesellschaft, Stuttgart

Hildebrandt J (1994) Therapie chronischer Schmerzen. Jungjohann Verlagsgesellschaft, Stuttgart

Rief W, Hiller W (1992) Somatoforme Störungen. Verlag Hans Huber, Bern

Rief W (1995) Multiple somatoforme Syndrome, Hypochondrie. Verlag Hans Huber, Wien

Smith G, Monson R, Ray D (1986) Psychiatric consultation in somatization disorder. New Engl. Journal of Medicine 314: 1407–1413

Striebel H W (2002) Therapie chronischer Schmerzen. 2. Auflage, Schattauer Verlagsgesellschaft, Stuttgart

Zenz M, Jurna I (2001) Lehrbuch der Schmerztherapie. Wiss. Verlagsgesellschaft, Stuttgart

3.4 Opioidtherapie bei Schmerzen nichtmaligner Ursache

Patienten mit chronischen, nichttumorbedingten Schmerzsyndromen, die anderweitig nicht mehr behandelbar sind, sollten Opioide nicht vorenthalten werden.

Selbstverständlich müssen vor einer Langzeittherapie mit jedem

Analgetikum, aber besonders vor Einsatz hochpotenter Opioide, die Möglichkeit einer kurativen Therapie, wie z. B. Optimierung der Diabeteseinstellung bei Polyneuropathie oder operative Eingriffe, beispielsweise eine Hüftoperation bei Arthrose, ausgeschöpft werden. Ebenso sollte die invasive Schmerztherapie, wie z. B. die Durchführung von Sympathikusblockaden bei Zosterneuralgie oder Reflexdystrophie, in Erwägung gezogen werden (Diener, Maier, 2003) *siehe Kapitel 9.3.3*.

Zur Vermeidung von Immobilisation vor einer anstehenden Operation, wie z. B. einer Kniegelenkprothese, sollten Opioide regelmäßig zur Überbrückung, also zeitlich begrenzt, verabreicht werden.

 Merke

In diesen Fällen nur medikamentös zu behandeln, wäre ein Behandlungsfehler!

Ist ein kuratives oder anästhesiologisches Therapieverfahren nicht möglich, sollten zunächst je nach Art der Erkrankung, vor dem Einsatz hochpotenter Opioide, schwächere Analgetika oder Koanalgetika erprobt werden. Es empfiehlt sich ein Vorgehen nach WHO-Stufenplan, *siehe Kapitel 8*. Bei anhaltenden starken Schmerzen bedarf es der Therapie mit hochpotenten Opioiden, z. B. Durogesic®SMAT-Pflaster.

 Merke

Der therapieresistente Schmerz aufgrund einer benignen Grunderkrankung muss als *maligne* aufgefasst werden und bedarf der Therapie mit hochpotenten Opioiden!

3.4.1 Indikationen hochpotenter Opioide

- Starke Schmerzen bei degenerativen Gelenkerkrankungen (durch Schmerzen immobilisierend)
- Osteoporose
- starke Rückenschmerzen, z. B. bei Spinalkanalstenose, Z. n. Bandscheibenoperationen

- Polyarthrose
- Postzosterneuralgie
- Phantom- und Stumpfschmerzen
- Deafferenzierungsschmerzen, z. B. nach Plexusausriss
- neuropathische Schmerzen
- Thalamusschmerzen
- perioperativ, insbesondere zur Prophylaxe der Chronifizierung
- Akutschmerzen, insbesondere zur Prophylaxe der Chronifizierung.

3.4.2 Therapiekonzepte für die Behandlung chronischer Schmerzen

Wesentliche Voraussetzung einer erfolgreichen Schmerztherapie ist die *Motivation* des Patienten zu *Mitwirkung* und *Mitverantwortung*.

Die Behandlung chronischer Schmerzzustände sollte multidimensional erfolgen. Dazu gehören die Anleitung zu aktiven Bewegungsübungen, Entspannungsverfahren und Schmerzbewältigungstraining, physikalische Therapie, Regionalanästhesie und medikamentöse Therapie. In der *Einstellungsphase* sollte der Patient ein Schmerztagebuch führen, um die Wirksamkeit der eingeleiteten Therapie zu überprüfen. Die Bewertung des Therapieerfolgs muss sich auch auf die Angaben des Patienten stützen. Um die Motivation des Patienten zu fördern, sind Aufklärung und Wissensvermittlung durch den Arzt und/oder das Pflegepersonal notwendig. Entspannungsverfahren z. B. können in Gruppen organisiert werden (Nutzung der Gruppendynamik).

Die Schmerzanamnese sollte in standardisierter Form erfolgen (Schmerzfragebogen *siehe Kapitel 4.1*). Die Behandlungsstrategien und -ziele sollten gemeinsam mit dem Patienten individuell aufgestellt und in Abhängigkeit von den Behandlungsergebnissen revidiert werden.

Empfehlungen

- Den Schmerzen des Patienten Glauben schenken und ihn ernst nehmen

- zur Vermeidung von Chronifizierung und/oder Immobilisation frühzeitig adäquate Therapieverfahren ausschöpfen
- sich Zeit nehmen für ein persönliches Gespräch, in dem der Patient über seine Schmerzen und über die daraus resultierenden Ängste und Nöte klagen kann (Klagestunde)
- das Wissen darum, dass jeder Patient ein uneingeschränktes Recht auf eine Schmerzbehandlung hat
- chronische Schmerzen müssen als eigenständige Krankheit angesehen werden; jeder unzureichend behandelte Schmerzzustand kann zur Chronifizierung führen.

Bei der medikamentösen Schmerztherapie sollte eine nichtinvasive Therapie bzw. eine durch den Patienten *selbst applizierbare Medikation* bevorzugt werden. Dadurch werden Selbstständigkeit und Eigenverantwortlichkeit des Patienten gestärkt.

 ## Empfehlungen

- Bei Dauerschmerzen sollten Medikamente mit langer Wirkungsdauer (Retardpräparate) nach einem Zeitschema eingenommen werden, *siehe Kapitel 8,* und nicht erst bei Bedarf
- bei akut exazerbierenden chronischen Schmerzen sollte ein Medikament mit schnellem Wirkungseintritt gewählt werden
- Medikamente nach individueller Dosisfindung (Schmerzmessung!) in ausreichend hoher Dosierung verordnen
- eine Unterdosierung führt zu Schmerzrezidiven und kann ein falsches Einnahmeverhalten zur Folge haben (cave: Suchtgefahr!)
- bei nicht ausreichender Wirksamkeit trotz Dosissteigerung sollte ein anderes Medikament gewählt werden
- Analgetika mit unterschiedlichen Wirkmechanismen, z. B. Durogesic®SMAT und Novalgin® kombinieren (Stufe III und I)
- auf keinen Fall WHO-Stufe III mit Stufe II kombinieren
- bei z. B. neuropathischen Schmerzen, *siehe Kapitel 3.2.2,* zusätzliche Gabe von Adjuvanzien, z. B. Saroten® (Amitriptylin) und/oder Neurontin® (Gabapentin), *siehe Kapitel 8.1*
- zu erwartende Nebenwirkungen sollten bei einer Opioidtherapie prophylaktisch behandelt werden, z. B. Einsatz von Antiemetika bei Übelkeit

- Patienten sollten zur richtigen Anwendung der Medikamente und anderen Therapieformen angeleitet werden
- gedruckte und laienverständliche Informationen über die Schmerztherapie einsetzen; Beipackzettel der Medikamente reichen nicht aus
- Vorurteile und Ängste gegenüber der Schmerztherapie mit hochpotenten Opioiden müssen durch Aufklärung überwunden werden, da sie den Erfolg am meisten behindern
- in Problemfällen sollte Kontakt mit einem „psychologischen Schmerztherapeuten" aufgenommen werden, nach Möglichkeit Vorstellung in einer interdisziplinären Schmerzkonferenz.

3.4.3 Sucht- und Abhängigkeitsentwicklung bei Opioidgabe

Opioide sind mit dem Vorurteil eines hohen Missbrauchs- und Abhängigkeitspotenzials behaftet, das zu einer zurückhaltenden Dosierung mit einer ungenügenden Schmerzlinderung führt. In der Regel wird dafür die euphorisierende Wirkung des Opioids verantwortlich gemacht, die eine psychische Abhängigkeit hervorruft. Die Abhängigkeitsentwicklung lässt sich jedoch bei sorgfältiger Indikationsstellung und unter Beachtung der Regeln der Opioidtherapie von Arzt und Patient zuverlässig verhindern (ausreichende und zeitgerechte Dosierung entsprechend der Wirkungsdauer des applizierten Medikamentes). Somit wird ein gleich bleibendes analgetisches Niveau aufrechterhalten, *siehe Kapitel 8*. Der Patient erfährt nicht die euphorisierende, sondern die analgetische Wirkung des Opioids. Ein psychische Abhängigkeit mit dem starken Verlangen nach einer erneuten Dosis kann sich nicht entwickeln. In einer groß angelegten Studie, die 1980 von Porter et al. durchgeführt worden ist, wurde von 1200 Fällen nur eine Abhängigkeit beobachtet. Auch konnte bei der Langzeittherapie mit Opioiden bei Schmerzen nichtmaligner Genese eine psychische Abhängigkeit nicht nachgewiesen werden (Portenoy 1986). In einigen wenigen Arbeiten werden zwar höhere Abhängigkeitsraten genannt, die jedoch eindeutig auf Unterdosierungen, diskontinuierliche Opioidgabe oder auf eine unzureichende Diffe-

renzierung von physischer und psychischer Abhängigkeit zurückzuführen sind.

 Merke

Werden die Regeln der Opioidtherapie eingehalten, besteht keine
Gefahr einer Sucht- oder Abhängigkeitsentwicklung!

Literatur

Diener HC, Maier C (2003) Das Schmerz-Therapie-Buch. 2. Auf-
  lage, Urban & Schwarzenberg, München, Wien
Egle UT, Derra C, Nix WA, Schwab R (1999) Spezielle Schmerzthe-
  rapie. Schattauer Verlagsgesellschaft, Stuttgart
Freye E (2004) Opioide in der Medizin. 6. Auflage. Springer Verlag
  Berlin, Heidelberg
Portenoy RK, Foley KM (1986) Chronic use of opioids analgesics in
  non-malignant pain: report of 38 cases. Pain 25: 171–176
Porter J, Jick H: Addiction rare in patients treated with narcotics,
  N Engl J Med 302: 123 (1980)
Zenz M, Jurna I (2001) Lehrbuch der Schmerztherapie. Wissen-
  schaftliche Verlagsgesellschaft mbH, Stuttgart

4 Schmerzdokumentation

Ein Dokumentationssystem für chronische Schmerzen erleichtert in erster Linie organisatorische Abläufe bei der Schmerzdiagnostik und -behandlung, sowohl innerhalb einer Behandlungseinrichtung als auch bei Überweisung zu anderen Fachdisziplinen, die für die Schmerzdiagnostik herangezogen werden (Seemann 1993).

Die Schmerzdokumentation ist in Bezug auf die Überprüfung der Effektivität schmerzdiagnostischer und -therapeutischer Verfahren unerlässlich, um den Aspekt der Qualitätssicherung in der klinischen Schmerzforschung und schmerztherapeutischen Versorgung hervorzuheben (Bautz et al. 1989).

Die krankenbettnahe Dokumentation erfasst die unmittelbaren Bedürfnisse des Patienten und kann das aktuelle Krankheitsbild widerspiegeln. Durch geeignete Dokumentationshilfen, wie z. B. ein Schmerztagebuch sowohl für den ambulanten als auch stationären Bereich *(Abb. 4.1, S. 42)*, lässt sich nicht nur der Gesamteindruck des Patienten erfassen, sondern insbesondere die Stärke von Schmerzen und anderen Symptomen nachvollziehen. Dies erlaubt z. T. Rückschlüsse auf therapeutische Maßnahmen.

4.1 Schmerzanamnese

Begibt sich ein Patient in schmerztherapeutische Behandlung, sollte zuerst eine sorgfältige Schmerzanamnese erhoben werden. Jeder Patient erhält zunächst einen standardisierten Schmerzfragebogen, z. B. der Deutschen Gesellschaft zum Studium des Schmerzes, eine modifizierte Form des Brief Pain Inventory Fragebogens *(Abb. 4.2, S. 44)*. Mithilfe dieses Fragebogens werden neben persönlichen Daten auch Informationen bezüglich Erkrankungen und Vorbehandlungen, Aufklärungsstand, häuslicher, familiärer und beruflicher Situation, momentaner Stimmung, Schmerzen

und anderer Krankheitsbeschwerden, der bisherigen Schmerztherapie und Symptomkontrolle sowie deren Effektivität erhoben.
Der Patient sollte nach Möglichkeit den Schmerzfragebogen selbst ausfüllen. Ist dies jedoch aufgrund seiner körperlichen Verfassung oder seiner sozialen Situation nicht möglich, bedarf es der Unterstützung des Pflegepersonals oder der Angehörigen.

Merke

Der Schmerzfragebogen dient als Instrument zur Schmerzanamneseerhebung, ersetzt jedoch keinesfalls das ärztliche Erstgespräch!

Merke

Kardinalfragen in der Schmerzanamnese sind:

- „Wo tut es weh?"
- „Wann tut es weh?"
- „Wie ist der Schmerz?"
- „Was tritt zusätzlich zu den Schmerzen auf?"
- „Was kann den Schmerz beeinflussen?"

Die *Schmerzlokalisation* und die *-ausbreitung* können Auskunft über die Schmerzursache geben. Z. B. verläuft ein radikulärer Rückenschmerz wie ein Band am Bein herunter: Er folgt der segmentalen Versorgung eines Spinalnerven.
Die *Erkrankungsdauer* ist oft entscheidend für die Therapieplanung und den Behandlungserfolg. Dauert z. B. die sympathische Reflexdystrophie (Morbus Sudeck) erst 6 Wochen an, sind die Heilungsaussichten sehr gut. Besteht z. B. ein Phantomschmerz seit vielen Jahren, sind die Erfolgschancen sehr gering.

4.2 Schmerzmessung

Die Schmerzwahrnehmung wird stark von subjektiven und emotionalen Faktoren beeinflusst und ist deshalb schwer objektivierbar. Die mit dem Schmerzerleben verknüpften zentralnervösen Mechanismen sind komplex und weitgehend unbekannt (Zech

Name: Schmidt, Norbert	Haben Sie heute Schmerzen? Nein ☐ Ja ☒	Datum: 7.7.01

Wie **häufig** treten Ihre Hauptschmerzen auf? (Bitte nur eine Antwort ankreuzen)	
1. Entfällt, ich bin überwiegend schmerzfrei	☐
2. Wenige Male pro Monat	☐
3. Mehrmals pro Woche	☐
4. Einmal täglich	☐
5. Mehrmals täglich	☒
6. Die Schmerzen sind andauernd vorhanden	☐

Bitte kreuzen Sie Ihre **durchschnittliche** Schmerzstärke an.

[0] [1] [2] [3] [4] [5] [6]☒ [7] [8] [9] [10]
kein
Schmerz   stärkster
                                                    vorstellbarer Schmerz

Bitte kreuzen Sie an, wie stark gestern und heute Ihre **stärksten** Schmerzen waren.

[0] [1] [2] [3] [4] [5] [6] [7] [8]☒ [9] [10]
kein
Schmerz   stärkster
                                                    vorstellbarer Schmerz

Wie beurteilen Sie die **Erträglichkeit** Ihrer Schmerzen?	
1. Entfällt, ich habe keine Schmerzen	☐
2. Ich kann sie gut ertragen	☐
3. Ich kann sie gerade noch ertragen	☒
4. Ich kann sie schlecht ertragen	☐

Wie stark sind Sie durch Ihre Schmerzen bei Ihren täglichen Aktivitäten, z.B. Beruf, Hausarbeit, Freizeit **beeinträchtigt**?

[0] [1] [2] [3] [4] [5] [6] [7]☒ [8] [9] [10]
keine
Beeinträchtigung   völlige
                                                    Beeinträchtigung

Wie beurteilen Sie Ihr **seelisches Befinden**?

[0] [1] [2] [3] [4] [5] [6]☒ [7] [8] [9] [10]
ausgesprochen
gut   äußerst
                                                          schlecht

Hat die momentane Schmerztherapie bei Ihnen **Nebenwirkungen**?	Ja ☒ Nein ☐

Wenn ja, **wie stark** leiden Sie darunter?

[0] [1] [2] [3] [4] [5] [6]☒ [7] [8] [9] [10]
nicht   äußerst
                                                          stark

Bitte wenden

Abb. 4.1:   Tagebuch zur Selbsteinschätzung der Schmerzsituation durch den Patienten für den ambulanten und stationären Bereich mit der Möglichkeit der Fremdeinschätzung, besonders für Schwerstkranke und ältere Patienten geeignet (Uniklinik Köln), Vorder- und Rückseite

Bitte kreuzen Sie an, wie stark **gestern und heute** Ihre Beschwerden sind.

Übelkeit	[0] Keine Übelkeit	[1]	[2]	[3]	[4]	[☒]	[6]	[7]	[8]	[9]	[10] Stärkste vorstellbare Übelkeit
Erbrechen	[0] Kein Erbrechen	[1]	[2]	[☒]	[4]	[5]	[6]	[7]	[8]	[9]	[10] Stärkstes vorstellbares Erbrechen
Verstopfung	[0] Keine Verstopfung	[1]	[2]	[3]	[4]	[5]	[6]	[7]	[☒]	[9]	[10] Stärkste vorstellbare Verstopfung
Müdigkeit	[0] Keine Müdigkeit	[1]	[2]	[3]	[4]	[☒]	[6]	[7]	[8]	[9]	[10] Stärkste vorstellbare Müdigkeit
Konzentrations- störung	[0] Keine Konzentrationsstörung	[1]	[☒]	[3]	[4]	[5]	[6]	[7]	[8]	[9]	[10] Stärkste vorstellbare Konzentrationsstörung
Schlafstörung	[0] Keine Schlafstörung	[1]	[☒]	[3]	[4]	[5]	[6]	[7]	[8]	[9]	[10] Stärkste vorstellbare Schlafstörung
Schwindel	[☒] Kein Schwindel	[1]	[2]	[3]	[4]	[5]	[6]	[7]	[8]	[9]	[10] Stärkster vorstellbarer Schwindel
	[0] Keine	[1]	[2]	[3]	[4]	[5]	[6]	[7]	[8]	[9]	[10] Stärkste vorstellbare
	[0] Keine	[1]	[2]	[3]	[4]	[5]	[6]	[7]	[8]	[9]	[10] Stärkste vorstellbare

---

Haben Sie gestern und heute die Medikamente **wie verordnet** eingenommen?		Ja ☒ Nein ☐
Haben Sie **zusätzliche Medikamente** eingenommen?	Wie oft?	Welche Wirkung?
20 Trpf. Morphin Lösung	3 x	mittel

Bestehen gestern und heute **andere Beschwerden oder Belastungen (außer Schmerzen)?**

Mein Sohn ist nicht wie versprochen zu Besuch gekommen

Wurden Ihre Schmerzen gestern oder heute beeinflußt durch **andere Maßnahmen** (z.B. Krankengymnastik, Massage, Entspannung, Nervenstimulation, etc.)?

Ja habe mit meinem Therapeuten gesprochen, das hat meine Stimmung etwas verbessert

Hilfe benötigt zum Ausfüllen:	☐
Fremdeinschätzung:	☐

1991). Die Messung der Schmerzintensität (Algesimetrie) ist deshalb besonders bei chronischen Schmerzen sehr schwierig.

Anton (1993) setzte unter Laborbedingungen verschiedene Verfahren wie Reflexmessungen, evozierte Potenziale und die Elektroenzephalografie zur Objektivierung der Schmerzintensität ein. Bei der komplexen und ausschließlich subjektiven Natur des Schmerzerlebens ist es jedoch nicht verwunderlich, dass sich keine allgemein gültige objektive Messgröße finden lässt.

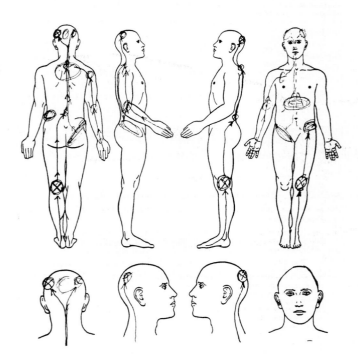

Abb. 4.2:   Auszug aus dem Schmerzfragebogen der Deutschen Gesellschaft zum Studium des Schmerzes mit handschriftlichen Eintragungen

19. Bitte geben Sie anhand der folgenden Liste an, wo Sie überall Schmerzen haben.

a) Kreuzen Sie dabei jeweils an, ob sich die Schmerzen auf eine Körperhälfte (links oder rechts) beschränken oder ob sie in der Körpermitte auftreten.

		links	rechts	Mitte
01	Gesicht	|__|	|__|	|__|
02	Stirn	|__|	|__|	|__|
03	Auge	|__|	|__|	
04	Schläfe	|__|	|__|	
05	Ohr	|__|	|__|	
06	Oberkiefer	|__|	|__|	|__|
07	Unterkiefer	|__|	|__|	|__|
08	Mundhöhle / Zähne	|__|	|__|	|__|
09	Kopf / Schädel *Hinterkopf*	|_X_|	|__|	
11	Nacken / ~~Hinterkopf~~	|__|	|__|	|_X|
12	untere Halswirbelsäule	|__|	|__|	|_X|
21	obere Schulter	|__|	|_X|	
22	Schultergelenk	|__|	|_X|	
23	Oberarm	|__|	|_X|	
24	Ellenbogen	|__|	|_X|	
25	Unterarm	|__|	|_X|	
26	Hand / Finger	|__|	|_X|	
30	oberer Rücken	|__|	|__|	|_X|
34	Brustkorb vorn	|__|	|__|	|__|
35	Brustkorb seitlich	|__|	|__|	
41	Oberbauch	|__|	|__|	|_X|
42	Unterbauch	|__|	|__|	|_X|
43	Flanke	|_X_|	|__|	
44	Leiste	|__|	|_X|	
51	unterer Rücken	|__|	|__|	|_X|
52	Gesäß / Steißbein	|__|	|__|	|_X|
61	Hüftgelenk	|__|	|_X|	
62	Oberschenkel	|_X_|	|__|	
63	Knie	|_X_|	|__|	
64	Unterschenkel	|_X_|	|__|	
65	Fuß / Zehen	|_X_|	|__|	
70	Becken	|_X_|	|__|	|__|
81	Geschlechtsorgan	|__|	|__|	
82	Afterbereich	|__|	|__|	
90	mehrere Gelenke	|__|	|__|	

b) Kreuzen Sie jetzt bitte ausschließlich Ihre Hauptschmerzen an. Bitte legen Sie sich auf einen Hauptschmerz fest. Sollten Sie unter mehreren gleichwertigen Schmerzen leiden, müssen die folgenden Fragen (20 bis 32) für jeden Schmerzort getrennt beantwortet werden (entsprechende Zusatzblätter liegen bei).

		links	rechts	Mitte
00	Mund / Gesicht / Kopf	|__|	|__|	|__|
10	Hals- / Nackenbereich	|__|	|__|	|__|
20	Schulter / Arm / Hand	|__|	|__|	|__|
30	Brustkorb / oberer Rücken	|__|	|__|	|__|
40	Bauchbereich	|__|	|__|	|__|
50	unterer Rücken / Gesäß	|__|	|__|	|__|
60	Hüfte / Beine / Füße	|_X_|	|__|	|__|
70	Beckenbereich	|__|	|__|	|__|
80	Geschlechtsorgan / After	|__|	|__|	|__|
90	mehrere Gelenke	|__|	|__|	|__|
91	gesamter Körper	|__|	|__|	|__|

Abb. 4.3:   *Auszug aus dem Schmerzfragebogen der Deutschen Gesellschaft zum Studium des Schmerzes mit handschriftlichen Eintragungen*

45

Die Erfassung der Schmerzintensität ist wesentlicher Bestandteil einer effektiven Schmerztherapie. Viele Patienten können oftmals aus Angst vor einem Zusammenhang von Schmerzzunahme und Fortschreiten ihrer Erkrankung nicht über ihre Schmerzen reden. Besonders Krebspatienten befürchten, dass ihre Klagen über Schmerzen die Ärzte von der Tumorbehandlung ablenken.

Da Schmerz eine individuelle psychophysische Erfahrung ist, bleibt also für die Schmerzmessung im klinischen Alltag die subjektive Einschätzung der Schmerzintensität, wenn möglich durch Selbsteinschätzung des Patienten.

Die Algesimetrie erleichtert aber nicht nur die Kommunikation mit dem Patienten über seine Schmerzen. Es wird im Rahmen einer differenzierten Schmerzdiagnose ein Ausgangswert bestimmt. Anhand der Schmerzintensität kann der Behandlungsbedarf eingeschätzt werden. Regelmäßig wiederholte Messungen führen darüber hinaus zu einer Erfolgskontrolle der eingeleiteten Therapie und bestimmen den Zeitpunkt, an dem eine Änderung des Therapiekonzeptes notwendig wird.

 Merke
Die tägliche Schmerzmessung und Schmerzdokumentation ist genauso wichtig wie die täglichen Blutdruckkontrollen!

4.2.1 Schmerztoleranz

 Definition
Die Schmerztoleranz kann man als Dauer oder Stärke der Schmerzen definieren, die ein Mensch ertragen kann. Eine hohe Schmerztoleranz bedeutet, dass die Schmerzen sehr stark sind oder lange andauern, bevor sie als unerträglich empfunden werden oder eine Schmerzbehandlung gewünscht wird. Bei einer niedrigen Schmerztoleranz hingegen sind für den Betroffenen schon leichte oder kurz anhaltende Schmerzen unerträglich.

Neben der Evaluierung der Schmerzintensität, z. B. anhand der numerischen Analogskala *(siehe Kapitel 4.2.2)* sollte der Patient aufgefordert werden, seine individuelle Schmerztoleranz oder

-schwelle zu bestimmen, die für ihn akzeptabel und tolerierbar ist. Da psychosoziale Faktoren das subjektive Schmerzempfinden stark beeinflussen, muss eine Schmerzbehandlung neben der medizinischen Therapie im engeren Sinne auch diese Faktoren einbeziehen, um erfolgreich zu sein. Ein solches Vorgehen orientiert sich am besten am Konzept des „total pain" nach C. Saunders *(siehe Kapitel 5)*, das die Komponenten eines physischen, psychischen, sozialen und spirituellen Schmerzes umfasst (Schug et al. 2002). Eine Missachtung dieser *Multidimensionalität* von Schmerz kann zur Folge haben, dass prinzipiell behandelbare Schmerzen unbehandelbar erscheinen und eine rein medizinische Behandlung von vornherein zum Scheitern verurteilt ist. Gerade Tumorschmerzpatienten sind aufgrund zusätzlicher Symptome und der Prognose des Grundleidens besonderen Belastungen ausgesetzt, die typischerweise zu einer *Erniedrigung der Schmerzschwelle* führen. Hierzu gehören:

- Sorgen, Angst
- Traurigkeit
- Isolation
- soziale Abhängigkeit
- Schlaflosigkeit.

Versuche, diesen Faktoren entgegenzuwirken, können zu einer *Erhöhung der Schmerzschwelle* führen und sind deshalb im Rahmen einer Schmerztherapie anzustreben.

Empfehlungen
- Etablierung des Tag – Nacht-Rhythmus
- Behandlung von Begleitsymptomen
- Verständnis und Zuwendung
- Abbau von Ängsten
- Erhalten von Hoffnung
- Hilfestellung in Problemsituationen
- Einbeziehen von Angehörigen und Freunden.

Merke
Die Effektivität einer adäquaten Schmerzbehandlung ist von der individuellen Schmerzschwelle oder -toleranz abhängig!

4.2.2 Skalen für die Erfassung der Schmerzintensität

Einfach zu handhabende Schmerzerfassungsskalen sind die eindimensionalen, verbalen deskriptiven Skalen, auch VRS (verbal
rating scale) genannt. Sie verwenden Schmerz beschreibende Adjektive in Stufen zunehmender Schmerzintensität: kein Schmerz
– leichter – mäßiger – starker – sehr starker – stärkster vorstell-
barer Schmerz.
Die verwendeten Adjektive können auch affektiven Charakter haben, z. B. störend, ermüdend, zermürbend, unerträglich; sie sollten
jedoch nicht mit den schmerzintensitätsbeschreibenden vermischt
werden. Vorteile der VRS sind die gute Verständlichkeit und der geringe Zeitaufwand, sodass auch schwer kranke Patienten sie pro-
blemlos ausfüllen und sie in die tägliche Routineüberwachung
des Pflegepersonals aufgenommen werden können.
Auf der visuellen Analogskala (VAS) markiert der Patient seine
Schmerzintensität auf einer 10 cm langen Linie, deren eines Ende mit „keine Schmerzen", das andere mit „unerträgliche Schmerzen" bezeichnet ist. Die Auswertung erfolgt durch Abmessung der
angegebenen Streckenlänge in Millimetern.

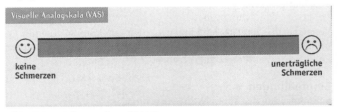

Abb. 4.4:   Schmerzlineal VAS

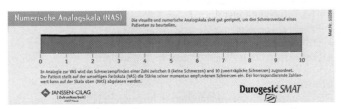

Abb. 4.5:   Schmerzlineal NAS

Auf der Numerischen Analogskala (NAS) ordnet der Patient seine Schmerzintensität einer Zahl zwischen 0–10 oder 0–100 zu. Als „Ankerworte" werden an den Enden der Skala „keine Schmerzen" und „unerträgliche Schmerzen" bevorzugt.

Empfehlungen

- Bewusstmachen des Symptoms „Schmerzen"
- Krankenbeobachtung (Mimik, Gestik)
- vor Therapiebeginn Einschätzung der Schmerzstärke
- langfristige Kontrolle der analgetischen Therapie
- kurzfristige Beurteilung des Therapieerfolgs
- Beurteilung der Effektivität von Therapieänderungen
- kurzfristige Beurteilung der Effektivität von z. B. Nervenblockaden mit Lokalanästhetika
- Kommunikation mit dem Patienten über seine Schmerzen (er fühlt seine Schmerzen ernstgenommen!)
- Vergleich der verbalen und nonverbalen Schmerzäußerung.

Literatur

Anton F (1993) Schmerzmessung. In: Lehrbuch der Schmerztherapie. Zenz M, Jurna, I (Hrsg.) Stuttgart, Wissenschaftliche Verlagsgesellschaft, S. 35–44

Bonica J J (1990) Management of Pain. Lea u. Filbinger, Philadelphia

Bautz M, Pfingsten W et al. (1989) Ein Patientendokumentationssystem für Schmerzkliniken und Schmerzambulanzen auf Basis vernetzter Personalcomputer. Der Schmerz 3, S. 140–145

Grond St, Schug St A (2002) Therapiekompendium Tumorschmerz und Symptomkontrolle. 6., überarbeitete Auflage, Spitta Verlag GmbH, Balingen

Pichlmaier H (1991) Palliative Krebstherapie. Springer Verlag, Berlin

Seemann H, Nilges P (2001) Schmerzdokumentation. In: Zenz M, Jurna, I (Hrsg.) Stuttgart, Wissenschaftliche Verlagsgesellschaft

Zenz M, Jurna I (2001) Lehrbuch der Schmerztherapie. Wissenschaftliche Verlagsgesellschaft mbH, Stuttgart

5 Umgang mit Tumorschmerzen

Bei der Betreuung von Tumorschmerzpatienten muss berücksichtigt werden, dass der Schmerz eine starke subjektive Qualität hat, der durch verschiedene Faktoren beeinflusst wird. Die englische Ärztin, Krankenschwester und Sozialarbeiterin Dame Cicely Saunders, die Gründerin des 1967 erbauten St. Christopher's Hospice in London, beschreibt den Tumorschmerz als „total pain", der vier Faktoren beinhaltet:

- physischer Schmerz
- psychischer Schmerz
- sozialer Schmerz
- spiritueller Schmerz.

5.1 Aufklärung des Patienten und seiner Angehörigen

Die Betreuung krebskranker Schmerzpatienten erfordert einen hohen Zeitaufwand, wie die Beschreibung des Tumorschmerzes von Dame Cicely Saunders vermuten lässt. Denn neben der medizinischen Behandlung ist die Berücksichtigung der psychosozialen Situation des Patienten sehr wichtig. Um ein Vertrauensverhältnis zwischen Arzt, Pflegepersonal und Patient aufzubauen, ist die intensive Zuwendung und das einfühlsame Eingehen auf die Probleme und die Ängste des Patienten von großer Bedeutung, denn Vertrauen ist die Basis einer suffizienten Schmerztherapie.

Der Patient sollte behutsam und verständlich über die Art seiner Erkrankung, über Prognose und Bösartigkeit (Malignität) aufgeklärt sein. Eine gegenüber dem Patienten auf Barmherzigkeit begründete bewusste Verschleierung der Situation bewirkt in der Folgezeit, bei Auftreten neuer Symptome und Fortschreiten der Erkrankung, meist mangelnde Kooperation (Compliance). Es ist nur verständlich, dass der Patient therapeutische Angebote zur Linderung seiner Beschwerden ablehnt. Verschiedene Statistiken belegen, dass bei Karzinompatienten, die über ihre Erkrankung aufgeklärt sind, die Selbstmordrate nicht höher ist als in der Normalbevölkerung.

Es sollte selbstverständlich sein, dass Arzt und Pflegepersonal den Fragen des Patienten bezüglich seiner Krankheit offen und ehrlich begegnen. Bei dieser Offenheit sollte stets der Grundsatz gelten: Man muss nicht unbedingt alles sagen, was man weiß, jedoch alles, was man sagt, muss wahr sein. Man sollte immer Hoffnungen offenlassen, auch in so genannten hoffnungslosen Situationen, jedoch niemals Illusionen hervorrufen (Glaus et al. 1992). Ohne das Vermitteln von Hoffnung ist eine Betreuung von Schwerstkranken nicht möglich; der Patient kann zwar zwischen Furcht und Hoffnung leben, nicht aber ohne Hoffnung.

Oft genügt es krebskranken Patienten, dass der Arzt oder die Pflegeperson da ist, zuhört, sich auf die Bettkante setzt, die Hand hält und über nicht-medizinische Begebenheiten plaudert, denn die nonverbale und verbale Kommunikation und Zuwendung sind für die Erkrankten wichtig. Solche Gespräche verlangen meist keine professionelle Gesprächsführung. Wichtiger ist das Einfühlungsvermögen und Verständnis für die Lage des Patienten. Besonders das Pflegepersonal sollte dem Erkrankten durch häufige Besuche das Gefühl vermitteln, dass er mit seinen Sorgen und Problemen nicht allein gelassen wird. Ob die Therapie der psychischen Probleme bei diesen Patienten an einen Psychotherapeuten delegiert werden soll, wird z. T. angezweifelt (Aulbert 1993) – es könnte eine unnötig starke Trennung von körperlichen und psychischen Problemen entstehen.

Entsprechende Äußerungen und Ängste des Patienten werden von dem behandelnden Arzt und dem Pflegepersonal oft negiert, da ja hierfür der psychotherapeutische Kollege zuständig ist.

Patienten berichten, dass das Wissen um die unheilbare Erkrankung zu einer intensiveren Lebensweise führt und somit die verbleibende Zeit bewusster und intensiver gelebt und erlebt wird.

Der Arzt und das Pflegepersonal sollten sich jedoch davor hüten, übertriebene Hoffnungen im Patienten zu wecken.

Die Aufklärung über eine mögliche Therapie ist nötig, z. B. über Chemotherapie oder Bestrahlung (Radiatio), wobei auf die Behandlung stets positiv eingegangen werden sollte. Man hüte sich aber auch hier, übertriebene Heilungsversprechen zu geben.

Nicht nur aus Gründen der Schweigepflicht ist die noch häufig praktizierte Aufklärung der Angehörigen ohne Wissen des Erkrankten strikt abzulehnen. Dieses Vorgehen kann nicht nur zu einem völligen Vertrauensbruch der ohnehin sensiblen Arzt-Patient-Pflegepersonal-Beziehung führen, sondern auch zu großem Misstrauen den Angehörigen gegenüber. Der Betroffene ist enttäuscht und zieht sich innerlich zurück. Eine tiefer gehende Kommunikation mit seiner Familie oder dem Partner findet dann häufig nicht mehr statt. Der natürliche Umgang miteinander und die Vertrautheit gehen erfahrungsgemäß verloren. Übrig bleibt Sprachlosigkeit, nicht selten werden nur noch belanglose Dinge besprochen, Gespräche über den herannahenden Tod hingegen gemieden. Dieses Verhalten trägt zur sozialen Isolation, Verunsicherung und zur Schmerzverstärkung bei, besonders bei sichtbaren Tumoren, wie z. B. im Kopf- und Halsbereich. Wird nun die Kommunikation über die Krankheit eingeschränkt, so verstärkt sich diese Verunsicherung weiter, und das Selbstwertgefühl nimmt ab.

Therapie

- Systemische Pharmakotherapie *siehe Kapitel 8*
- Lokale Pharmakotherapie, z. B. peridurale Applikation mit externer Medikamentenpumpe *siehe Kapitel 10*
- Operative Verfahren (Endotubus, PEG)
- Hilfsmittel, wie Stützkorsett, Rollstuhl, Prothesen
- Nervenblockaden *siehe Kapitel 9*
- Elektrostimulationsverfahren *siehe Kapitel 11*
- Psychotherapeutische Verfahren, wie Entspannungstraining nach Jakobson, Biofeedback, Hypnose
- Kunsttherapie
- Musiktherapie
- Neurochirurgische Verfahren, z. B. perkutane Chordotomie (Unterbrechung des Vorderseitenstrangs), intrathekale Medikamentenpumpe *siehe Kapitel 10.*

☼ Merke

Bei *ambulanten Patienten*, die noch nicht pflegebedürftig sind:

- Ersttermine und Wiedervorstellungstermine in der Schmerzambulanz organisieren
- administrative Aufgaben
- fachübergreifende Kontakte vermitteln, z. B. Strahlentherapie, Onkologie, Chirurgie
- Schmerzmessung
- Vertrauensverhältnis aufbauen mit dem Ziel, die Rollendistanz zwischen Pflegepersonal und Patient zu vermindern
- Ansprechpartner für Fragen zum weiteren Krankheitsverlauf und bei zunehmender Pflegebedürftigkeit
- Teambesprechungen durchführen
- Beratung von Angehörigen in der Pflege, wenn diese keinen Betreuungsdienst einschalten möchten
- Einleitung und Durchführung einer adäquaten Schmerztherapie zusammen mit dem behandelnden Arzt
- Koordination und Organisation bei der Beschaffung von Hilfsmitteln.

Bei *pflegebedürftigen stationären Patienten*:

- Kenntnisse in der Gesprächsführung
- Teambesprechungen durchführen
- den Arzt zur Teilnahme an Übergabebesprechungen gewinnen
- zusätzliche wöchentliche Teambesprechung zum Austausch von Schwierigkeiten im Umgang mit den Patienten
- „Befindlichkeitsvisite" neben der üblichen Visite durchführen
- Gruppenpflege
- dem Patienten einfühlsam mit viel Zuwendung begegnen
- Zeit haben und den Patienten nicht alleine lassen
- offen und nicht ausweichend über seine Erkrankung reden
- Sorgen und Probleme aufgreifen und tröstend Einfluss nehmen
- die Angst vor erforderlichen Untersuchungen mindern
- dem Patienten Sicherheit geben
- den behandelnden Arzt ggf. auffordern, den Patienten aufzuklären
- Begleitung der Angehörigen
- Begleitung der Hinterbliebenen während der Trauerzeit.

Merke

Den herannahenden Tod bei sterbenden Menschen als Bestandteil
der Begleitung erleben und nicht mehr gegen ihn ankämpfen!

Literatur

Aulbert E (1993) Bewältigungshilfen für den Krebskranken.
Thieme Verlag, Stuttgart

Glaus A, Jungi WF, Senn H. J. (1992): Onkologie für Krankenpflegeberufe. 4. Auflage, Thieme Verlag, Stuttgart

Grond St, Schug St A (2002) Therapiekompendium Tumorschmerz
und Symptomkontrolle. 6., überarbeitete Auflage, Spitta Verlag
GmbH, Balingen

Thomm M, Meuser T (1994) Die Rolle des Pflegepersonals in der
Schmerzambulanz. Die Schwester/der Pfleger 33: 1016–1018

5.2 Symptomkontrolle

Der Begriff Symptomkontrolle wurde von der englischen Hospizbewegung geprägt.

Der Schmerz als Symptom bei Tumorkranken wird in der Regel
von den Patienten und den Angehörigen am meisten gefürchtet. Jedoch treten eine Reihe anderer Symptome in ähnlicher Häufigkeit
auf, die tumor- oder therapiebedingt sein können.

Oberstes Ziel aller therapeutischen Maßnahmen ist die Verbesse-
rung der Lebensqualität des Patienten und nicht die Verlängerung
der Überlebenszeit!

Voraussetzung einer suffizienten Behandlung ist die Klärung der Ursache eines jeden Symptoms. Gerade beim sterbenden Patienten geschieht dies jedoch in erster Linie durch sorgfältige Anamnese und
körperliche Untersuchung, nicht durch aufwendige Apparatemedizin. Bei unkontrolliertem Fortschreiten der Tumorerkrankung ver-
lieren Kontraindikationen und therapeutische Beschränkungen an
Bedeutung. In dieser Situation ist eine ganzheitliche, patienteno-
rientierte Pflege besonders wichtig. Sie erfordert jedoch viel Phanta-

sie und Flexibilität, da die Pflegekraft sich von den angelernten Pflegemustern lösen und dem Patienten eine individuelle, seinen Bedürfnissen angepasste Pflege anbieten sollte (Kern 2000).

5.2.1 Allgemeine pflegerische Maßnahmen

Ganzkörperwaschung
Bei der Ganzkörperwaschung ist es besonders wichtig, sich an den persönlichen Gewohnheiten des Patienten zu orientieren. Da das Waschen einen engen Kontakt mit sich bringt, sollte die Pflegekraft den Patienten möglichst alleine waschen. Falls der Patient eine zweite Pflegekraft oder das Hinzuziehen eines Angehörigen wünscht, sollte diesem Bedürfnis entsprochen werden.
Leidet der Patient unter morgendlicher Antriebsarmut, sollte das Waschwasser etwa 10 °C unter der Körpertemperatur liegen. Möchte man durch das Waschen eine körperliche Entspannung erreichen, wählt man eine Temperatur von etwa 42 °C.

Geruchsbildung und Juckreiz
Im fortgeschrittenen Tumorstadium können Symptome wie Körpergeruch und Juckreiz (Leberinsuffizienz) auftreten, die von den Patienten als sehr unangenehm empfunden werden. Auch in diesen Fällen kann man mit einer speziellen Waschung Linderung verschaffen: Man mischt 3 EL Obstessig auf 5 l Wasser. Obstessig bindet Gerüche und mindert Juckreiz.

Fieberbedingtes Schwitzen
Ein häufiges tumorbedingtes Symptom ist das Schwitzen bei Fieber, das medikamentös schwer zu behandeln ist. In diesem Fall können Waschungen mit Pfefferminzextrakten hilfreich sein. Die ätherischen Öle der Minze erzeugen Verdunstungskälte, die fiebersenkend wirkt.

Schwitzen im fortgeschrittenen Tumorstadium
Die tumorbedingte körperliche Schwäche erzeugt bei vielen Erkrankten starkes Schwitzen. Um die Schweißbildung zu reduzieren, mischt man 1 l Salbeitee (2 EL Salbeiextrakt auf 1 l kochendes Wasser, 4 Min. ziehen lassen) auf 5 l Wasser. Die Wassertemperatur

sollte unter der Körpertemperatur liegen. Die im Salbei enthaltenen Gerbstoffe reduzieren die Schweißproduktion.

Alle drei Waschungen können mehrmals am Tag oder in der Nacht durchgeführt werden, jedoch unter Aussparung des Intimbereiches und ohne Zusatz von Seifen.

5.2.2 Mundtrockenheit

Dieses Symptom beeinträchtigt den Tumorschmerzpatienten wesentlich in seinem Allgemeinbefinden und ist oft Folge von Wasserentzug (Dehydratation). Daneben kommen auch Pilzinfektionen (Mykosen), besonders nach Antibiotika- und Chemotherapie, Schleimhautentzündung (Mukositis) aufgrund von Chemo- oder Strahlentherapie und Medikamente wie Psychopharmaka ursächlich in Betracht. Borkenbildung und Rhagaden, hervorgerufen durch mangelnde Hygiene, und zerfallene Tumoren verursachen zusätzlich für Patient und Angehörige belästigenden Mundgeruch.

 Therapie und Maßnahmen zur Anregung des Speichelflusses
- saure Tees, z. B. Malve, Hagebutte
- Zitronendrops, die allein durch die Vorstellung der Frucht und ihren sauren Geschmack den Speichelfluss auslösen können
- gefrorene Ananasstückchen auf die Zunge legen
- gefrorene Getränke, wie z. B. Orangensaft, Apfelsaft, Cola, Bier, je nach Vorlieben (fast alle Getränke lassen sich einfrieren und erhalten beim Schmelzen wieder ihren bekannten Geschmack)
- Butterstückchen oder Sahne auf die Zunge legen, um die Mundschleimhaut vor weiterer Austrocknung zu schützen
- regelmäßige Mundbefeuchtung mit Hagebuttentee oder Wasser.

Maßnahmen zum Ablösen von Belägen
- Sahne auf die Zunge geben und mit Mundpflegetupfer vorsichtig abreiben
- Backpulver unverdünnt
- ¼ Vitaminbrausetablette auf die Zunge legen; durch die Schaumbildung kommt es zur Ablösung von Borken und Belägen. Der

häufig bei Tumorpatienten auftretende Vitaminmangel kann zu einer verstärkten Anfälligkeit für Rhagadenbildung und zu sekundären Mundpflegeproblemen führen. Lokale Vitamingaben können diesem Mangel in begrenztem Maß entgegenwirken.

Mundgeruch bei ulzerierenden Tumoren im Kopf-Hals-Bereich
Ursachen
- intraorale bakterielle und fungizide Keimbesiedlung
- Absonderungen von Tumorsekret
- Blutungen.

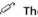
Therapie
- regelmäßige Zahnhygiene
- Mundspülung mit synthetischen Mundspüllösungen, z. B. Polyvidonjod (Betaisodona®) und Hexetidin (Hexoral®) Cave: bei Langzeitanwendung → Gefahr der Austrocknung
- Mundspülungen mit Salbei-, Pfefferminz- oder Ringelblumentee, desinfizierende und desodorierende Wirkung
- Mykosen müssen antimykotisch durch eine systemische Therapie behandelt werden
  200 mg/Tag Ketozonazol (Nizoral®)
- bei intraoralen Schmerzen sind Lokalanästhetikalösungen einsetzbar, z. B. Mukositis-Spüllösung *siehe Tab. 5.1, S. 58.*

Auf fertige Mundspüllösungen sollte bei Anwendung über einen längeren Zeitraum verzichtet werden, da diese meist einen hohen Anteil an Glyzerin besitzen. Glyzerin entzieht Flüssigkeit und trocknet sekundär aus.

Merke
Bei der Mundpflege sollte das Pflegepersonal möglichst nach den Vorlieben und Gewohnheiten des Patienten fragen (Kern 2000).

5.2.3 Übelkeit und Erbrechen

Eine Vielzahl äußerer und innerer Faktoren spielen bei der Entstehung von Übelkeit und Erbrechen eine Rolle. Prinzipiell ist Erbrechen ein sinnvoller Schutzreflex. Speisen, die z. B. übel riechen und

Tab. 5.1: Rezeptur Mukositis-Spüllösung

Pantocain	2,0 g
Hydrocortisonacetat	1,0 g
1–2 Propylenglycol	30,0 g
Azupanthenol liquid	6,0 g
Dexa-Panthenol Lsg. 5%	40,0 g
Myrrhe Tinktur	0,08 g
Ethanol 70%	7,84 g
Aqua dest.	113,0 g

die dem Magen oder dem gesamten Körper schaden können (Toxine), werden aus dem Magen entfernt.

Starke Schmerzen, Schädigungen des Zentralnervensystems, hervorgerufen durch Metastasen, Blutungen oder erhöhten Hirndruck, Strahlentherapie (Radiatio) und eine Reihe von Giftstoffen und Medikamenten können Übelkeit und Erbrechen auslösen. Unter diesen Medikamenten spielen krebszelltötende Mittel (Zytostatika) zur Behandlung von malignen Tumoren eine zentrale Rolle. Besonders bei Krebspatienten sollte man die psychologischen Faktoren bei der Entstehung von Übelkeit und Erbrechen berücksichtigen. Viele Patienten wissen vor einer chemotherapeutischen Behandlung, dass diese häufig mit Erbrechen verbunden ist. Solch eine negative Erwartungshaltung, verbunden mit Angst, reicht manchmal bereits aus, um die oben genannten Symptome hervorzurufen.

Dem Erbrechen geht in der Regel das Gefühl des Brechreizes voraus. Dabei wird das so genannte „Brechzentrum", ein im Stammhirn gelegenes Areal (zentrales Nervensystem), aktiviert.

Weitere Auslöser des Erbrechens sind Husten, Obstipation und erhöhter Kalziumspiegel (Hyperkalzämie).

Therapie

- Körperliche Untersuchung von Bauch (Abdomen) und Darm
- Laboruntersuchungen → Elektrolyte, Nierenparameter, Digitalisspiegel
- bei medikamenteninduziertem Erbrechen, wie z. B. bei der Opioidbehandlung oder Chemotherapie → eventuelles Absetzen des

auslösenden Pharmakons (meist jedoch nicht nötig), Einsatz von
→ Neuroleptika wie Haloperidol (Haldol®) 0,3–0,5 mg/8 Std.
oder → Ondansetron (Zofran®) 8–32 mg per infusionem in
500 ml NaCl oder Ringerlösung oder → orale Einnahme von 4–
8 mg/12 Std. Zofran® Filmtabletten oder → orale Einnahme
von Cyclizine Hydrochloride (Valoid®) 50–100 mg/Tag → nur
über Auslandsapotheke zu beziehen

- durch Opioide bedingte Verzögerung der Magen-Darm-Passage
  → Metoclopramid (Paspertin®) 10 mg/48 Std. → zentrale anti-
  emetische Wirkung und Verstärkung der Peristaltik im oberen
  Gastrointestinaltrakt
- Laxanzienbehandlung überprüfen
- bei erhöhtem intrakraniellem Druck → Kortikosteroide.

Bei der Therapie von Übelkeit und Erbrechen hat das Krankenpflegepersonal eine Schlüsselrolle. Es ist, bedingt durch den häufigen
Kontakt mit den Patienten, in der Lage, eine Pflegestrategie im Umgang mit dem Problem Übelkeit und Erbrechen zu entwickeln.

Empfehlungen
- Vor der Behandlung (Chemo- oder Strahlentherapie) Medikamente gegen Erbrechen (Antiemetika) einsetzen
- nach früher eingenommenen Antiemetika fragen und in die
  Kurve eintragen
- die Ängste vor der bevorstehenden Therapie nehmen
- den Patienten und die Angehörigen über die Folgen einer Behandlung informieren
- das Auftreten von Übelkeit und Erbrechen realistisch darstellen,
  ohne den Betroffenen unnötig zu beunruhigen
- den Patienten über die Möglichkeit einer medikamentösen antiemetischen Behandlung informieren
- den unter Übelkeit und Erbrechen leidenden Patienten nicht in
  der Nähe der Stationsküche unterbringen
- stark duftende Blumen aus dem Krankenzimmer entfernen
- ruhige und entspannte Atmosphäre schaffen, wie leichtes Ab-
  dunkeln gegen helles Sonnenlicht oder leise Musik (Kranken-
  hausfunk, Kassettenrekorder)
- trotz Arbeitsbelastung Zeit finden, die Intimsphäre des Patien-

ten durch Aufstellen von Trennwänden oder Verlegung ins Einzelzimmer zu wahren.

Eine Vielzahl der Patienten hat nach dem Erbrechen keinen Appetit. Wenn anstatt einer großen Mahlzeit mehrere kleine Mahlzeiten angeboten werden, gelingt es einigen Patienten, etwas zu sich zu nehmen. Vielfach bieten sich die Angehörigen an, das Lieblingsessen zu kochen. Fettreiche und stark gewürzte Speisen sollten jedoch vermieden werden. In den meisten Krankenhäusern kann für Schwerstkranke Wunschkost bestellt werden.

Viele Patienten haben eine besondere Abneigung gegen Gerüche. Es ist daher ratsam, die Abdeckung von Gerichten aus der Großküche vor dem Patientenzimmer zu entfernen, damit der starke Geruch entweichen kann. Manchmal ist es auch hilfreich, eine Diätassistentin zu Rate zu ziehen.

Da der Patient durch häufiges Erbrechen große Mengen an Flüssigkeit verliert, ist eine ausreichende Flüssigkeitsaufnahme unumgänglich, die durch regelmäßiges Anbieten von Getränken erreicht werden kann. Verweigert der Patient jedoch jegliche Nahrungsaufnahme, sollte eine intravenöse Flüssigkeitszufuhr erwogen werden.

Anzeichen der Austrocknung sind eine trockene Zunge, Rückgang der Urinproduktion oder Verwirrtheit. Der rasche, meist intravenöse Flüssigkeitsersatz wird notwendig.

Zeichen einer Störung des Säure-Basen-Haushaltes (Alkalose) sind flache Atmung, unregelmäßiger Puls und Muskelkrämpfe.

→ Sofort den behandelnden Arzt benachrichtigen!

5.2.4 Obstipation

Die Obstipation ist bei terminal kranken Tumorpatienten ein hartnäckiges Symptom. Ursachen sind Immobilisation, Inaktivität, reduzierte und oft faserarme Ernährung, zu geringe Trinkmenge und allgemeine Schwäche. Zusätzlich können Opioide und Neuroleptika sowie Stoffwechselstörungen die Darmmotilität beeinträchtigen. Weitere Symptome wie impaktierter Stuhl im Enddarm, rektale Blutung, Appetitlosigkeit, Völlegefühl, Übelkeit, Erbrechen

Tab. 5.2: *Vorschlag für einen Stufenplan bei Übelkeit und Erbrechen (Quelle: Schmerzambulanz der Klinik für Anästhesiologie und operative Intensivmedizin, Klinikum der Universität zu Köln)*

Stufe	Medikament	Beispiel
1. Stufe:		
„Schmales" Antiemetikum	Metoclopramid	Paspertin® 4 × 10 mg oral/s. c. oder 40–80 mg/24 h s. c.-Infusion
bei Gastritis, Ulkus, funktioneller Obstruktion		
bei chemischer Auslösung (Morphin, Hyperkalzämie, Nierenversagen)	Haldol®	Haldol® 1–2 × 1–1,5 mg oral oder 5 mg/24 h s. c.-Infusion
mit Wirkung am „Brechzentrum" bei mechanischer Obstruktion,	Cyclizine	Valoid®℗ 3 × 50 mg oral oder 150 mg/24 h s. c.-Infusion
erhöhtem intrakraniellem Druck	Dimenhydrinat	Vomex A® 3 × 50 mg oral oder 3 × 62 mg i. v.-Infusion oder 6,25–12,5 mg s. c. bei Bedarf
2. Stufe:		
„Breites" Antiemetikum	Levomepromazin	Neurocil® 2 × 12,5–25 mg oral oder 25–300 mg s. c.- Infusion oder 6,25–12,5 mg s. c. bei Bedarf
3. Stufe:		
Zusätzliche Maßnahmen:		
5-HT₃-Antagonisten	Ondansetron	Zofran® 2 × 4–8 mg oral oder 8–32 mg/24 h i. v.-Infusion
Kortikosteroide	Dexamethason	Fortecortin® 1 × 8–12 mg oral
Octrotid	Sandostatin	Sandostatin® 1–3 × 50–200 µg s. c.
Anticholinergika	Scopolamin	Scopolamin transdermal, Boro-Scopal Augentropfen 3 Trpf sl
Benzodiazepine	Diazepam	Valium® 2 × 5 mg oral
Cannabis	Dronabinol	THC® 2 × 5 mg oral
Akupunktur		Punkt Perikard (Neiguan)

und Abdominalschmerzen können sich als Folge der Obstipation einstellen.

Therapie
- Flüssigkeitshaushalt ausgleichen
- Gabe von
  a) Gleitmitteln → Paraffinöl (Salus®), Docusat (Norgalax®)
  b) Weichmachern → Lactulose (Bifiteral®) 1–2 EL/Tag
  c) Abführmitteln (Laxanzien)
    → Natriumpicosulfat (Laxoberal®) 10–30 Tr./Tag
    Sennoside (Agiolax®) 1–2 EL/Tag
    Macrogol 3350 (Movicol®) 1–3 Btl./Tag
- Einläufe → salinisch (Mikroklist®) oder Glyzerin
- bei Darmobstruktion → operativer Eingriff.

Bei der Verordnung von Laxanzien hat sich ein systematisches Vorgehen bewährt. Zunächst werden milde Laxanzien wie Paraffinöl oder Bifiteral® eingesetzt, die durch Wasseranreicherung den Stuhl aufweichen. Bei unzureichender Wirkung hat sich der Einsatz von stimulierenden Substanzen wie Laxoberal® oder Agiolax® bewährt. Ein neueres Präparat Movicol® (Macrogol) wird wegen seiner guten Verträglichkeit oft schon an erster Stelle eingesetzt. Es hat aufgrund seiner Isoosmolarität (Kombination mit Elektrolyten) den Vorteil, dass seine Wirksamkeit während der gesamten Darmpassage erhalten bleibt. Andere Laxanzien werden im Kolon verstoffwechselt, wodurch die Wirkung nachlässt und Blähungen entstehen.

Falls die orale Laxanziengabe nicht ausreicht, bieten sich folgende zusätzliche rektale Maßnahmen an:
- Dulcolax® Supp, wenn Rektum mit weichem Stuhl gefüllt ist
- Klistier, wenn Rektum leer, aber aufgebläht ist
- Einlauf, wenn Rektum mit hartem Stuhl gefüllt oder leer ist
- Manuelle Ausräumung des Enddarms beim Tasten von Kotsteinen (ggf. Patienten sedieren).

Empfehlungen
- Laxanzienanamnese
- tägliche Kontrolle der Stuhlgangfrequenz
- Kontrolle der Darmperistaltik

Tab. 5.3: Vorschlag für einen Stufenplan bei Obstipation (Quelle: Schmerzambulanz der Klinik für Anästhesiologie und operative Intensivmedizin, Klinikum der Universität zu Köln)

Stufe	Medikament	Beispiel
1. Stufe		
„Milde" Laxanzien	Lactulose	Bifiteral® 30 ml
Osmotische Mittel	Macrogol 3350 plus Elektrolyte	Movicol® 1–3 Btl
Gleitmittel	Docusat-Na	Potsilo® 25–50 g
	Paraffin	Obstinol® 10–30 ml
Quellmittel	Weizenkleie	Weizenkleie® 50–100 g
	Flohsamen	Agiolax® 20–30 g
2. Stufe		
Stimulierende Mittel	Sennoside	Liquidepur® 5–20 ml
	Bisacodyl	Dulcolax® 10 mg
	Na-Picosulfat	Laxoberal® 10–40 Trpf
	Macrogol 3350	Movicol® 1–3 Btl./Tag
3. Stufe		
Zusätzliche Maßnahmen		
Intravenöse Laxanzien	Neostigmin	Neostigmin 0,5–2 mg
	Ceruletid	Takus® 40–120 µg
	Dexapanthenol	Bepanthen® 1.000–4.000 mg
Starke orale Laxanzien	Amidotrizoesäure	Gastrografin® 30–100 ml
Rektale Laxanzien	Bisacodyl	Dulcolax® 1–2 Supp
	Glycerin	Glycilax® 1–2 Supp
	Öl	
Klysma	Na-Docusat-Sorbit	Microklist®
	Salinisch	Practo-Clyss®
Spüllösungen für Einläufe	Milch mit Honig	0,5 l warme Milch + 2 El Honig
	Glyzerin	20 ml Glyzerin auf 1 l warmes Wasser

- Kolonmassage → bei fehlendem Muskeltonus
- rektales Austasten
- prophylaktische Gabe von Laxanzien bei Opioidtherapie
- bei Tumorpatienten auf Quellmittel wie Methylzellulose verzichten → Wirksamkeit von der Flüssigkeitsaufnahme und Mobilität des Patienten abhängig → Darmobstruktion!
- im Extremfall Gastrografin®-Schluck 50–100 ml oder manuelle Ausräumung → Sedierung des Patienten.

Merke

- Bei Tumorschmerzpatienten mit einer Opioidtherapie empfiehlt sich eine Laxanzienkombination
- Die Obstipationsprophylaxe sollte nach Möglichkeit auch in der Finalphase beibehalten werden; Laxoberal® Tropfen ggf. mit Pipette applizieren. Der Darm sollte möglichst alle 72 Stunden rektal ausgetastet werden. Befindet sich der Stuhl in der Rektumampulle, ist die Gabe von einem Dulcolax® Supp indiziert, um die Bildung von Kotsteinen zu verhindern.

5.2.5 (Ex)ulzerierende Tumoren

Eine tumorbedingte Ulzeration der Haut mit nachfolgender Superinfektion geht mit starker und belästigender Geruchsentwicklung einher.

Befindet sich der Tumor im Halsbereich (zervikal), wie z. B. bei einem Non-Hodgkin-Lymphom, ist der Patient nicht nur in seiner Bewegungsfreiheit beeinträchtigt, er leidet zudem unter lokalen Schmerzen und extremer Geruchsbelästigung durch abgesondertes blutiges oder seröses Sekret.

Aus Ekel vor sich selbst ziehen sich diese Patienten von Angehörigen und Freunden zurück. Dieses Verhalten führt zur völligen Vereinsamung und zur sozialen Isolation.

Pflegerisches Einfühlungsvermögen und Maßnahmen, wie individuelle Verbandtechniken und Materialien zur Geruchsbeseitigung, sind hier von großer Bedeutung. Viele Patienten trauen sich wieder aus ihrer Isolation heraus und erleben somit wieder körperliche Nähe zu ihren Partnern oder Angehörigen.

Therapie

- Chirurgische Maßnahmen
- Chemotherapie
- lokale Radiatio
- systemisch → Metronidazol (Clont®) 500–1000 mg/Tag per infusionem
  oder 3 mal 400 mg/Tag oral→ Chloramphenicol (Paraxin®) pro Inj. 1–2 g/Tag oder 4 mal 1 Kps/Tag oral.

Ist die Abheilung der Wunde nicht mehr das angestrebte bzw. erreichbare Ziel und sind chirurgische Interventionen ausgeschöpft, sind pflegerisches Einfühlungsvermögen und Maßnahmen, wie individuelle Verbandtechniken und Materialien zur Geruchsbeseitigung, von großer Bedeutung.

Empfehlungen

- Wohlbefinden und Lebensqualität erhalten
- soziale Integration und Selbstständigkeit
- kosmetisch akzeptabler Verband
- Vermeidung von Infektionen und Blutungen
- Geruchsbekämpfung.

Therapie bei stark fistelnden Wunden

- Stark saugfähiges Verbandmaterial
- nach Möglichkeit Sekret auffangen und nicht verteilen zur Vermeidung von Hautmazerationen
- Zinkpaste auf Wundränder
- Panthenolsalbe auf umgebende Haut
- Schutz der Umgebung evtl. durch Hautschutzplatte.

Therapie bei oberflächlichen Blutungen

- Komprimieren der blutenden Wunde
- nach ärztlicher Anweisung zusätzlich mit Privin® oder Claudengaze® (Hämostyptikum führt zur Vasokonstriktion) abdecken
- einen mit 1:1000 Adrenalin (Suprarenin®) getränkten Verbandmull auf das Ulkus legen (Vasokonstriktion!).

Infektionen und Geruchsbelästigung bei exulzerierenden Tumoren

Ursachen
- anaerobe Keimbesiedlung
- Tumornekrosen.

Empfehlungen
Bei Infektionen:
- Reinigen der Wunde mit NaCl 0,9 % oder Ringer-Lösung
- lokales Spülen der Wundfläche mit Antibiotikalösung, z. B. Metronidazol
- Auflegen von neutraler Wundgaze, um ein Verkleben mit dem Verbandmaterial zu vermeiden.

Zur Geruchsbeseitigung:
- eine mit Antibiotika getränkte Kompresse auf die Wunde legen
- zermörserte Kohletabletten in eine saugfähige Kompresse füllen und auf die Wundgaze legen.

Zum Abdecken der Wunde:
- Wundränder mit Zinkpaste bestreichen
- Haushaltsfrischhaltefolie über die Kompressen spannen und die Enden der Frischhaltefolie auf der Zinkpaste platzieren
- über Frischhaltefolie kleine Einmalunterlage mit Netzpflaster (Fixomull stretch) fixieren
- je nach Wunsch des Patienten ein Kräuterduftkissen auf den Verband legen oder Duftlampe aufstellen.

5.2.6 Singultus

Definition
Der Singultus (Schluckauf) entsteht durch ein unwillkürliches schnelles Zusammenziehen (spastische Kontraktion) einer oder beider Seiten des Zwerchfells. Es kommt zu einer Inspiration, die durch einen plötzlichen Glottisschluss abrupt unterbrochen wird.

Der Schluckauf, der tagelang anhalten kann, ist ein äußerst quälendes, ermüdendes und schmerzhaftes Symptom. Er kann mechanische, neurologische, chemische oder psychologische Ursachen haben.

Mechanische Ursachen
- Zwerchfellhochstand durch Aszites oder Lebervergrößerung
- Zwerchfellirritationen durch Magenausgangsstenose oder Lebermetastasen.

Neurologische Ursachen
- Phrenikusirritation bei Bronchial-Ca
- intrakranielle Tumoren.

Chemische Ursachen
- Freisetzung von Toxinen bei Urämie
- Hypokalzämie.

Psychologische Ursache
- Stresssituation, z. B. Angst.

 ## Therapie
Die Therapie des Singultus ist äußerst schwierig. Folgende Maßnahmen und Medikamente, von denen ein gewisser Effekt berichtet wird, können zum Einsatz kommen:
- Magenentlastung durch Magensonde
- entschäumende Medikamente → Dimethylpolysiloxan (Lefax®) 80 mg oral nach den Mahlzeiten
- entleerungsfördernde Substanzen → Metoclopramid (Paspertin®)
- Neuroleptika → Haloperidol (Haldol®) 2,5 mg i. m.; 1–4 mg 3×/Tag oral → oder Carbamazepin (Tegretal®) 200–400 mg 3×/Tag oral → Valproinsäure (Ergenyl®) 15 mg/kg/Tag oral.

 ## Empfehlungen
Hausmittel → Rachenstimulation mittels kalter Flüssigkeit oder hochprozentiger Alkoholika (cave!), Luftanhalten bzw. Rückatmung in einen Plastikbeutel (CO_2-Retention), kalte Schüssel auf den Rücken legen.

5.2.7 Dyspnoe

 Definition

Das Oxford Textbook of Palliative Medicine (2. Auflage 1997) beschreibt das Symptom Dyspnoe (Atemnot) folgendermaßen: „Die Dyspnoe ist ein subjektives Gefühl der erschwerten Atmung, das den Patienten dazu zwingt, die Atemarbeit zu erhöhen oder die Aktivität einzuschränken." Der Patient leidet also unter Kurzatmigkeit und Beklemmungsgefühlen und ist extrem „lufthungrig".

Gerade in der Terminalphase ist die Dyspnoe ein häufiges und belastendes Symptom. Die Inzidenz liegt bei ca. 40 %. Spürt der Patient, dass er nicht genügend Luft bekommt, erhöht er den Energieverbrauch beim Versuch, den Gasaustausch zu verbessern. Die damit verbundene Angst verstärkt das Gefühl der Atemnot, und der Patient befürchtet zu ersticken. Hier gilt es, den Circulus vitiosus zu durchbrechen.

Mögliche Ursachen der Dyspnoe eines Tumorpatienten sind:
- Schmerzen
- Anämie
- Tumorinfiltration der Lunge
- massiver Aszites
- Lungenembolie
- Pneumonie
- Pleuraerguss
- Strahlenfibrose
- Lähmung der Interkostalnerven
- Lymphangiosis carcinomatosa (Zech et al. 2001).

Wird z. B. eine durch Dyspnoe hervorgerufene Herzinsuffizienz oder ein Bronchospasmus diagnostiziert, können diese Erkrankungen spezifisch mit z. B. einem Glykosid bzw. Bronchodilatatoren behandelt werden. Bei diagnostiziertem Aszites, der durch den Zwerchfellhochstand eine Dyspnoe verursacht, oder bei Pleuraergüssen kann eine Punktion zu einer deutlichen Besserung der Atemnot führen.

Merke

Jede neu aufgetretene Atemnot muss abgeklärt werden. Gerade bei *plötzlich* auftretender Atemnot können neue Erkrankungen zugrunde liegen!

Therapie

- Radiatio → Verringerung der Lungentumorgröße oder Lymphknotenmetastasen des Mediastinums; bis zur Wirkung der Bestrahlung begleitend Dexamethasongabe
- Bronchoskopische Laserbehandlung → bei endotrachealen oder endobronchialen Tumoren; Nachteil: wochenlange Behandlung, evtl. Radiatio vorziehen
- Kortikosteroide: z. B. Dexamethason (Fortecortin®) → abschwellende Wirkung → Tumorödem, Bronchospasmus und Lymphangiosis carcinomatosa
- Antidepressiva: z. B. Amitriptylin (Saroten®) → sedierend, angstlösend
- Neuroleptika: z. B. Promethazin (Atosil®), Levomepromazin (Neurocil®) → dämpfend, sedierend
- Bronchodilatatoren: Theophylline (Bronchoparat®, Theophyllin®) → bronchospasmolytische Wirkung
- Benzodiazepine: z. B. Diazepam (Valium®), Lorazepam (Tavor®), Bromazepam (Lexotanil®) → beruhigende Wirkung, angst- und spannungslösend. Cave: bei älteren Menschen evtl. Auftreten von paradoxen Reaktionen, Suchtgefahr!

Therapie in der Terminalphase

Auf aufwändige Diagnostik sollte in der Terminalphase, außer bei therapeutischer Relevanz, verzichtet werden. Die Minimaldiagnostik schließt einfache und wenig belastende Untersuchungen, wie Röntgen-Thorax und kleines Blutbild, ein. Die Symptomkontrolle erfolgt ausschließlich medikamentös, die sich auf wenige Substanzen beschränken sollte.

Die Hauptziele der letzten Lebensphase beinhalten neben der Kontrolle der Dyspnoe eine gute Analgesie, Anxiolyse, Antiemesis und Sedierung.

Notfallmedikation

- Sedativa: Für Patienten, die bisher kein Morphin oder ein anderes Opioid erhalten haben, liegt die Anfangsdosis bei 5–15 mg Morphinsulfat oder Morphinlösung oral/4 Std. Alternativ: 5 mg Morphin s. c./4 Std. oder 1–2 mg i. v. in Abständen von 5–10 Min., bis eine zufriedenstellende Erleichterung eingetreten, eine Atemfrequenz von 15–20/Min. erreicht ist und Nebenwirkungen nicht aufgetreten sind. Bei Patienten, die bereits Morphin erhalten und über Atemnot klagen, sollte die Morphindosis um 50% erhöht werden. → *Analgesie* (Wegfall des schmerzbedingten Atemantriebs), *Anxiolyse* (Verminderung der Atemarbeit), *Sedierung* (Verminderung des Sauerstoffbedarfs), *Atemdepression* (gewünschte Verstellung des P_aCO_2-Sollwertes).
- Sekretionshemmer: Scopolamin (Boro-Scopal®) Augentropfen 3 Tropfen sublingual (sl) → kann mehrfach individuell verabreicht werden oder Robinul® (Glycopyrroniumbromid: Spasmolytikum) 0,1- max. 0,4 mg s. c./24 Std. oder Buscopan® (Butylscopolaminiumbromid: Spasmolytikum) 10–20 mg → in der Finalphase bei lauten Rasselgeräuschen („death rattle") → der Patient kann aus Schwäche nicht mehr ausreichend abhusten, durch die Bildung von Bronchialsekret wird häufig bei den Angehörigen der Eindruck erweckt, der Patient drohe zu ersticken.
- Neuroleptika: Levomepromazin (Neurocil®) 10–15 Tr. oral → Unruhe, Atemnot, Übelkeit.
- Benzodiazepine: Diazepam 5–10 mg i. v. (Valium®) → Angst, motorische Unruhe, alternativ Gabe von Lorazepam 1 mg sublingual (Tavor® expidet) → rasche Resorption über die Mundschleimhaut.

 Merke

Morphin sollte aufgrund seiner Wirksamkeit bei der Behandlung der Atemnot als Medikament der *ersten* Wahl eingesetzt werden. Die Angst vor einer Atemdepression ist unbegründet! Durch die angstlösenden und beruhigenden Eigenschaften des Morphins wird die mit der Atemnot verknüpfte Unruhe beseitigt und dadurch auch der Energie- und Sauerstoffbedarf gesenkt. Einige Patienten verbessern sich dabei soweit, dass sogar ihre Mobilität wieder zunimmt (Grond et al. 2002).

Pflegerische Maßnahmen

Neben der medikamentösen Therapie der Dyspnoe spielt die pflegerische Betreuung eine verlaufsentscheidende Rolle. Die Angst vor dem Erstickungstod empfindet der Patient als besonders bedrohlich. Das Pflegepersonal sollte keine Mühen scheuen, die Angst des Patienten zu mindern oder zu beseitigen. Folgende Maßnahmen sind angezeigt:

- beruhigende Umgebung schaffen
- den Patienten möglichst nicht alleine lassen
- bequeme Lagerung zur entspannteren Atmung (Oberkörper-Hochlagerung)
- gute Belüftung des Krankenzimmers
- Atemübungen, z. B. mit einem Strohhalm Wasser zum Sprudeln bringen, bewusste Bauch-, Brust- und Vollatmung → zur Ausschöpfung der vorhandenen Vitalkapazität
- Vernebler mit Bupivacain aufstellen → 30 ml einer 0,25%igen Lösung/24 Stunden → zur Unterdrückung von Hustenanfällen
- Aufstellen eines Luftbefeuchters, evtl. Aromalampe (Duft nach Wunsch)
- heiße Wickel → nur bei stabiler Kreislaufsituation
- Packungen, Umschläge, Klopfmassage
- Einreibungen mit ätherischen Ölen
- Mund-, Lippenpflege und -befeuchtung
- Entspannungsübungen durchführen.

Literatur

Aulbert E (1993) Bewältigungshilfen für den Krebskranken. Thieme Verlag, Stuttgart

Doyle, Hanks, MAC Donalds (1997) Oxford Textbook of Palliative Medicine, 2. Auflage, Oxford University Press

Grond St, Schug St A (2002) Therapiekompendium Tumorschmerz und Symptomkontrolle, 6., überarbeitete Auflage, Spitta Verlag GmbH, Balingen

Kern M (2000) Palliativpflege Richtlinien und Standards. Pallia Med Verlag, Bonn

Weissenberger-Leduc, Monique (2003) Handbuch der Palliativ-pflege. Springer Verlag, Wien

Zenz M, Jurna I (2001) Lehrbuch der Schmerztherapie. Wissen-schaftliche Verlagsgesellschaft mbH, Stuttgart

Zimmermann M, Arnau H (1994) Schmerztherapeutische Versor-gung von Tumorpatienten. Schattauer Verlagsgesellschaft, Stuttgart

6 Nichttumorbedingte Schmerzen

6.1 Rücken- und Halswirbelsäulenschmerzen

6.1.1 Rückenschmerzen

 Definition

Rückenschmerzen sind ebenso wie Nackenschmerzen zunächst nur ein Symptom und keine Krankheit. Das differenzialdiagnostische Spektrum umfasst eine große Zahl von Krankheitszuständen. In überwiegendem Maße sind neben degenerativen Veränderungen Funktionsstörungen die Ursache, so genannte „idiopathische Rückenschmerzen", und selten spezifische Krankheitsprozesse (< 1 %).

Mehr als 80 % der Bevölkerung leiden mindestens einmal in ihrem Leben an Rückenschmerzen. Deren Auftreten (Prävalenz) bewegt sich zwischen 12 und 25 %. Bei belasteten Berufsgruppen, wie z. B. Pflegepersonen, kann die Ein-Jahres-Prävalenz auf über 65 % ansteigen.

In 65 % der Fälle ist der lumbale Bereich, in 33 % der zervikale und in nur 2 % der thorakale Bereich betroffen. Nur 10 % suchen einen Arzt auf. Von diesen sind 60 % bereits nach einer Woche wieder voll arbeitsfähig. In vielen Fällen kommt es jedoch zu Rezidiven, die dann zu komplizierten Verläufen führen können. Rückenschmerzen haben grundsätzlich eine gute Prognose.

 Merke

Störungen der Wirbelsäule sind – abgesehen von Kopfschmerzen – die häufigste Ursache chronischer Schmerzen!

Symptome

Es wird zwischen *nichtradikulären* und *radikulären* Schmerzen unterschieden.

Nichtradikuläre, vom Bewegungssegment ausgehende (mechanische) Schmerzen (z. B. Lumbago) sind dumpf, tief sitzend, schlecht lokalisierbar und können proximal oder weit distal ausstrahlen, ohne dass in der Regel ein pathologischer Befund vorliegt. Die Beschwerden werden einseitig oder beidseitig im Bereich des Rückens, des Gesäßes und der Hinterseite der Oberschenkel empfunden. Die Schmerzen sind fast immer im Rücken stärker als im Bein. Morgens nach dem Aufstehen bestehen zunächst Anlaufschwierigkeiten („steifes Kreuz"). Bei Lagerungswechsel und bei längeren einseitigen Haltungen wie Sitzen ohne Abstützung, Stehen oder nach vorne Beugen verstärken sie sich in der Regel. Sie können jedoch beim Liegen und beim nächtlichen Umdrehen auftreten. Bewegung bessert die Beschwerden fast immer. Die beklagten Beschwerden lassen sich in der Regel nicht durch bildgebende Verfahren erklären.

Radikuläre (bandscheibenbedingte) Schmerzen sind dagegen einfacher zu diagnostizieren. Die Schmerzen strahlen distal aus; zumeist ist die Wurzel S1 oder L5 betroffen. Der Schmerzcharakter ist eher stechend, ziehend und mit Sensibilitätsstörungen, Abschwächung der Reflexe oder motorischen Ausfällen verbunden. Meist sind die Schmerzen im Bein und Gesäß stärker als im Rücken. Bewegung und Sitzen verschlechtern die Beschwerden eher. Eine Stufenbettlagerung ist dagegen angenehm und entlastend.

Ursachen

Die häufigsten Ursachen von chronischen Rückenschmerzen sind Haltungsstörungen. In der Regel lässt sich keine exakte ätiologische Diagnose stellen.

Mechanische Rückenschmerzen:
- muskulär/ligamentär
- Zwischenwirbelgelenke
- Iliosakralgelenk
- diskogen ohne Radikulopathie

Muskelreiz- und Kompressionssyndrome:
- enger Spinalkanal
- Bandscheibenvorfall

- Wurzelkanalstenose
- Spondylolisthese
- Radikulitis ohne Raumforderung
- postoperativ

Knochenerkrankungen:
- Osteoporose
- Osteomalazie
- Morbus Paget

Entzündliche Erkrankungen:
- Rheumatische Erkrankungen, wie z. B. Morbus Bechterew, Psoriasisarthritis, Diszitis, Osteomyelitis

Maligne Erkrankungen:
- Tumoren, z. B. Plasmozytom
- Metastasen

Diagnostik

Folgende Fragen sollten abgeklärt werden:
- Ist der Schmerz durch somatische Ursachen erklärbar?
- Kann eine maligne oder infektiöse Ursache ausgeschlossen werden?
- Ist der Schmerz im Bereich der Wirbelsäule oder außerhalb lokalisiert?
- Ist der Schmerz radikulär?
- Was ist die Ursache des radikulären Schmerzes?
- Welche Wurzeln sind betroffen?
- Ist der Schmerz nichtradikulär?
- Ist das Wirbelgelenk, die Bandscheibe oder das Iliosakralgelenk betroffen?
- Sind Bänder, Muskulatur (myofasziale Schmerzen/Triggerpunkte) beteiligt?
- Sind Funktionsstörungen (Muskelschwächen, Beckenschiefstand, funktionelle Beinverkürzungen) aufgetreten?

Maligne oder chronisch entzündliche Erkrankungen der Wirbelsäule können differenzialdiagnostisch durch die Anamnese und einfache Untersuchungen wie Röntgen nativ, Knochenszintigramm, Labor (BSG, Erythrozytenzahl, Leukozytenzahl, Hb, Fe, Ca, Gesamteiweiß, Alpha-2-, Beta-, Gamma-Globuline) ausgeschlossen werden.

Übersicht der Verfahren zur Diagnostik bei Rückenschmerzen

- Bildgebende Verfahren, wie z. B. Röntgen, Computertomografie, Kernspintomografie, Myelografie, Knochenszintigrafie
- neurologische Untersuchung (Lasègue-Test)
- Elektromyografie
- Nervenleitgeschwindigkeit
- sensorisch-evozierte Potenziale (SEP)
- diagnostische Nervenblockaden, wie z. B. Wurzel, Facetten/Iliosakralgelenk, Sympathikus

Merke

Die Bedeutung bildgebender Verfahren zur Abklärung von Rückenschmerzen wird erheblich überschätzt! Das native Röntgenbild trägt nur in 1,5 % zur Diagnose bei. Eine MRT oder CT ist nur bei Verdacht auf radikuläre Schmerzen sinnvoll.

Um einer Chronifizierung vorzubeugen, ist bei der Behandlung von Rückenschmerzen ein multimodales Therapiekonzept angezeigt. Im interdisziplinären Vorgehen sollten nicht nur die körperliche und psychische Situation des Patienten berücksichtigt werden, sondern auch sein sozialer und beruflicher Lebensbereich.

- Wie ist die Arbeitssituation (schwere körperliche Arbeit, langes Sitzen, langweilige Arbeit, Unzufriedenheit mit der Arbeit)?
- Wie ist die Lebenssituation (Schulbildung oder niedrige soziale Schicht)?
- Wie ist das persönliche Verhalten (schwache Rumpfmuskulatur, passive Lebenseinstellung)?
- Wie verhält sich das medizinische System (mangelhafte Information über die harmlose Natur der Beschwerden, Empfehlungen zur Schonung, passive Therapie wie häufiges und zu langes „Spritzen", länger dauernde Krankschreibung, fehlende Rehabilitationskonzepte, frühzeitiger Rentenwunsch)?

Diese Bedingungen haben sich in verschiedenen Studien als prognostisch ungünstig herausgestellt.

 Gefahren und Komplikationen

Aus einem akuten Rückenschmerz können chronische Schmerzen entstehen, wenn sie unbehandelt bleiben!

 Therapie

Es wird zwischen der Behandlung akuter und chronischer Rückenschmerzen unterschieden.

Akute nichtradikuläre Schmerzen
- Medikamente: Nichtopioide wie Paracetamol, NSAID → nur kurzzeitig
- keine ausreichende Wirkung der Nichtopioide → kurzzeitiger Einsatz von Opioiden wie Tramal®, Valoron®N, Durogesic® SMAT

Invasive Therapie
- Lokale Infiltration mit Lokalanästhetika (*siehe Kapitel 9*) insbesondere der Wirbelgelenke und der Muskulatur (Wirkung bisher wissenschaftlich nicht nachgewiesen!)
- Kortikosteroide (epidural oder systemisch) helfen in der Regel nicht.

 Empfehlungen
- frühzeitige Mobilisation
- Muskeldehnung
- manuelle Therapie
- Rückenschule

 Merke

Für die intramuskuläre Injektion von Analgetika gibt es keine Indikation!

Akute radikuläre Schmerze
- Medikamente → NSAID, z. B. Arcoxia®

- Zentrale Muskelrelaxanzien, z. B. Musaril®
- Opioide nach WHO-Stufenplan

Invasive Therapie
- Epidurale Kortikosteroidapplikation ➔ 2–3 mal je 20–40 mg Triamcinolon (Berlicort®) *siehe Kapitel 9.3.4.2*
- Periradikuläre Applikation von Kortikosteroiden unter Röntgenkontrolle ➔ 2–3 mal 10–20 mg Triamcinolon

Operative Verfahren
- Operative Dekompression

 Empfehlungen
- Entlastung, z. B. Stufenlagerung

 Merke
Die Diagnostik erfolgt im Wesentlichen klinisch. Apparative Untersuchungen sollten die Diagnose nur bestätigen!

Chronische nichtradikuläre Schmerzen
Bei Ersterkrankung liegt oftmals ein Bandscheibenvorfall oder Überlastung am Arbeitsplatz vor. Bei Rezidiven und der Chronifizierung treten häufig psychosoziale Faktoren wie Krankheitsverarbeitung in den Vordergrund. Die Vorgeschichte zeigt häufige Arztbesuche, erfolglose Behandlungen und wiederholte apparative Diagnostik. Diese Patienten zeigen oftmals ein inadäquates Verhalten, indem sie sich zurückziehen, Sozialkontakte abbrechen und häufig unter Kopfschmerzen und Magenproblemen leiden.

 Therapie
- Medikamente: Antidepressiva, Zurückhaltung bei Analgetika!

Invasive Therapie
- In Einzelfällen perkutane Facettendenervation, aber nur bei mehrfachen diagnostischen Facettenblockaden, die eine eindeutige Schmerzfreiheit erbracht haben (*siehe Kapitel 9*).

Operative Verfahren

- Spondylodese, jedoch nur bei eindeutiger Instabilität in ausgewählten Fällen!

Empfehlungen

- TENS *siehe Kapitel 11*
- Kraft-, Ausdauer- und Koordinationstraining der Muskulatur
- Training von Arbeits- und Gebrauchsbewegungen
- evtl. Veränderung des Arbeitsplatzes
- psychologische Interventionen, z. B. kognitive Verhaltenstherapie
- Patienteninformation und Heimübungsprogramme

Merke

Wichtig bei diesem Krankheitsbild ist die Abklärung zusätzlicher psychogener Ursachen!

Chronische radikuläre Schmerzen (Radikulopathien)

Therapie

- Medikamente: NSAID → nur kurzzeitig
- Opioide → z. B. Durogesic®SMAT → langzeitig
- Antikonvulsiva, z. B. Neurontin® → bei Deafferenzierungsschmerzen *siehe Kapitel 3.2.4*
- Antidepressiva, z. B. Amitriptylin® → bei Brennschmerzen

Invasive Therapie

- Neurostimulation → spinal cord stimualtion (SCS)

Empfehlungen

- Psychosoziale Maßnahmen → Schmerz- und Stressbewältigung, Veränderungen am Arbeitsplatz
- Ergotherapie
- Kraft- und Ausdauertraining
- TENS *siehe Kapitel 11*

Merke

Das mulitmodale Behandlungskonzept chronischer Rückenschmerzen ist weniger auf Schmerzfreiheit ausgerichtet als vielmehr auf die Wiederherstellung der Funktionskapazität auf der körperlichen, psychischen und sozialen Ebene. Es muss sich generell von einem Therapiekonzept der Ruhe und Schonhaltung und Erholung hin zu aktiver, funktioneller Wiederherstellung körperlicher Aktivitäten umkehren.

Prophylaxe von chronischen Rückenschmerzen
- Information über die gute Prognose des Rückenschmerzes zu Beginn der Behandlung
- frühzeitige Aktivierung zur Chance der Reintegration ins Berufsleben
- restriktive Indikation für Bandscheibenoperationen
- psychosomatische Frühdiagnostik nach ca. 6 Wochen Arbeitsunfähigkeit

Für Pflegende
- Anwendung rückenschonender Techniken, wie z. B. das Vermeiden von falschen oder unüberlegten Handlungen
- schwer pflegebedürftige Patienten nach vorheriger Abstimmung der Handgriffe zu zweit heben oder lagern

Empfehlungen
- Schmerzmessung und Schmerzdokumentation zu Beginn der Behandlung
- Bei Medikamentenverordnung Patienten über die Notwendigkeit der regelmäßigen Einnahme aufklären
- Patienten informieren, dass ein langfristiger Effekt nur dann erreicht werden kann, wenn er die durch die Opioide erzielte Analgesie zur weiteren Mobilisierung und aktiven Übungstherapie nutzt!
- Patienten über die Grenzen einer passiven Therapie informieren und aufklären
- Patienten zu körperlichem Training ermuntern
- Patienten zur Übernahme von Selbstverantwortung für den Behandlungserfolg motivieren
- Vermittlung von Kompetenzen, um den Kranken aus der Rolle des Patienten in die des Experten der eigenen Gesundheit zu führen

- Kälte- und Wärmeanwendungen
- Lagerungstipps
- Hinweise auf rückenfreundliche Verhältnisse im Alltag und Beruf → sind das Bett, das Sofa, der Autositz oder die Büromöbel rückengerecht?
- Patienten zur positiven Lebenseinstellung motivieren

Zehn Tipps für einen gesunden Rücken:

1. Bewegung
2. Rücken gerade halten
3. Beim Bücken in die Hocke gehen
4. Keine schweren Gegenstände heben
5. Lasten verteilen und diese dicht am Körper halten
6. Beim Sitzen den Rücken gerade halten und den Oberkörper abstützen
7. Nicht mit durchgedrückten Knien stehen
8. Nicht mit durchgedrückten Knien liegen
9. Sport treiben, schwimmen, am besten Kraul- oder Rückenschwimmen, laufen oder Rad fahren
10. Tägliches Training der Wirbelsäulenmuskeln

(Modifiziert nach Prof. Dr. Jürgen Krämer, Bochum)

6.1.2 Halswirbelsäulenschmerzen

Definition

Chronische Nacken- und Schulterschmerzen treten oft gemeinsam mit Rückenschmerzen auf.

Die Terminologie der zervikalen Schmerzsyndrome ist weit weniger standardisiert als die der Kopfschmerzsyndrome. In der Literatur finden sich viele unscharfe Begriffe wie HWS-Syndrom, Zervikalgie, Weichteilverletzung der Halswirbelsäule etc. Hierunter werden alle möglichen Bewegungsstörungen, Nacken- und Armbeschwerden, Schwindelzustände und Kopfschmerzen zugeordnet. Folgende beispielhafte Syndrome bzw. Krankheitsbilder des „HWS-Syndroms" lassen sich voneinander abgrenzen:

- zervikales myofasziales Syndrom

- zervikale radikuläre Syndrome (C4 – C8) bei Wurzelkompression bzw. Wurzelirritation
- zervikogener Kopfschmerz

6.1.2.1 Zervikales myofasziales Syndrom

 Definition und Symptome

Muskulär bedingte Beweglichkeitseinschränkung mit lokaler Muskelverhärtung bzw. -verkürzung, begleitet von einem als dumpf-drückend empfundenen Muskelschmerz.

Ursachen
- Überbeanspruchung der Muskeln und/oder der Bänder.

Diagnostik
- palpaple, isolierte Muskelverhärtungen bzw. -verkürzungen
- Triggerpunkte mit ausstrahlenden Schmerzen, deren Entstehung unklar ist
- haltungsabhängige Schmerzen

 Therapie

In der Regel wird auf eine medikamentöse Therapie verzichtet.

Invasive Therapie
- Infiltration von ca. 0,5–1 ml eines Lokalanästhetikums, z. B. Mepivacain (Meaverin®) *siehe Kapitel 9.2.2*

Empfehlungen
- physikalische Therapie → intensive Haltungsschulung, Dehntechniken, Muskelenergietechniken
- Massage → Muskelmassage der Nacken- und Schultergürtelmuskulatur
- passive Dehntechniken
- Wärmetherapie → Fango, warme Moorerde
- TENS-Versuch *siehe Kapitel 11*
- Entspannungsverfahren → progressive Muskelrelaxation nach Jakobson
- Muskelbiofeedback

6.1.2.2 Zervikale radikuläre Syndrome

 Definition

Hierbei handelt es sich um einseitige Schmerzen von unterschiedlicher Dauer, Häufigkeit und Intensität.

Symptome

- Schmerzausstrahlung in den Arm über die radiale Unterarmseite bis in den Daumen ziehend
- Herabsetzung der Kraft in den Kennmuskeln
- Ausfall bzw. Abschwächung des Muskeleigenreflexes
- Störung der Oberflächensensibilität
- Schmerzen im Schultergelenk
- Funktionsbeeinträchtigung des Deltamuskels und des M. bizeps brachii

Ursachen

- durch Irritation bzw. Kompression von zervikalen Nervenwurzeln
- knöcherne Einengung
- Diskushernie

Merke

Die radikuläre Symptomatik, die durch eine knöcherne Einengung oder Diskushernie bedingt ist, ist nicht mit der Diagnose eines Bandscheibenvorfalls identisch!

Diagnostische Unterteilung

Wurzelirritation → ohne neurologische Ausfälle
Dem Ausbreitungsgebiet der betroffenen Wurzel müssen folgende Charakteristika zuzuordnen sein:

- neurogene Schmerzen
- Parästhesien

Wurzelkompression → mit neurologischen Ausfällen
Dem Ausbreitungsgebiet der betroffenen Wurzel müssen folgende Charakteristika zuzuordnen sein:

- neurogene Schmerzen

- Steigerung der Schmerzintensität durch mechanische Provokation
- bei länger anhaltender Schädigung → Muskelatrophie
- Dehnungsschmerz der entsprechenden Wurzel oder des peripheren Nervs
- Bizepssehnenreflex kann abgeschwächt sein

Therapie
- Medikamente: Nichtopioidanalgetika → Novalgin®, NSAID → z. B. Celebrex®
- Antikonvulsiva → z. B. Neurontin®, Lyrica®

Invasive Therapie
- therapeutische Lokalanästhesie → Wurzelblockaden unter Röntgenkontrolle
- Peridualanästhesie mit Lokalanästhetika und Kortikosteroiden → 10–20 mg Triamcinolon (Berlicort®) *siehe Kapitel 9.3.4.2*

Empfehlungen
- physikalische Therapie → krankengymnastische Therapie wie Schanz-Krawatte → nur stundenweise
- isometrische Stabilisation der Schulter- und der oberen Thoraxmuskulatur
- Kopfretraktionsübungen
- TENS *siehe Kapitel 11*
- Galvanisation im Schulterbereich
- kühle bis kalte Wickel um den ganzen Arm und Schultergürtel → mehrmals täglich
- Entspannungsverfahren → progressive Muskelrelaxation nach Jakobson

Literatur

Diener H C, Maier C (2003) Das Schmerz-Therapie-Buch, 2., überarbeitete Auflage, Urban und Schwarzenberg, München, Wien Klinikleitfaden AK Krankenpflege und med. Assistenzberufe der DGSS (im Druck)

Zenz M, Jurna I (2001) Lehrbuch der Schmerztherapie. Wissenschaftliche Verlagsgesellschaft mbH, Stuttgart

6.2 Herpes zoster

Definition

Die akute Zosterneuralgie (Gürtelrose, Gesichtsrose) ist eine akute neurodermale Erkrankung, die hauptsächlich ältere Menschen betrifft. Nach Reaktivierung bzw. Reinfektion latenter Varizella-Zoster-Viren (Windpockenerreger) in den Spinal- und Hirnnervenganglien durch z. B. Schwächung des Immunsystems (Malignom, Zytostatika, AIDS, Fieber) befallen die Viren die peripheren Nerven, die Hirnnerven und die Haut. Bei der Mehrzahl der Patienten heilen die akuten Hauterscheinungen innerhalb von ein bis zwei Monaten folgenlos ab.

Chronifizieren können die Schmerzen nach Abheilen der Effloreszenzen. Die definitorische Abgrenzung der Schmerzen während einer Zosterinfektion gegenüber einer postzosterischen Neuralgie wird in der Literatur nicht einheitlich gehandhabt. Wegen der hohen Spontanheilungsrate in der Frühphase erscheint es allerdings sinnvoll, nur ein Persistieren der Schmerzen für länger als sechs, mindestens jedoch drei Monate nach Abheilung der Hauteffloreszenzen zugrunde zu legen.

Akute Symptome

- Abgeschlagenheit, Appetitlosigkeit, Temperaturerhöhung
- Hautrötung, papulöse Bläschenbildung, Juckreiz
- Allodynie, Hyperpathie, Hypästhesie, Hyperalgesie
- brennender, häufig sehr intensiver Dauerschmerz im befallenen Segment

Chronische Symptome

- Narben, die manchmal einen pigmentierten Randsaum aufweisen
- Parästhesien, Dysästhesien, Hyperpathie, Hyperästhesie, Allodynie, Hyperalgesie

- quälender Juckreiz, kurze neuralgiforme Schmerzattacken (selten)
- Allodynie mit Ausbreitung in benachbarte narbenfreie Segmente

Ursachen
- Geschwächtes Immunsystem, z. B. durch Tumorerkrankungen, Stress, Alter, Viren

Formen
- Zoster Rückenbereich: meist einseitiger Verlauf thorakal
- Zoster Gesichtsbereich: im Bereich der Trigeminusäste
- Zoster duplet: selten bilateral oder unilateral
- Zoster generalis: gesamter Körper befallen

Therapie
Akutphase
- Virustatika, z. B. Aciclovir (Zovirax®) 5 x 800 mg oral für 5–7 Tage oder 3 x 5–10 mg/kg KG i. v. für 5–6 Tage
- Analgetika → NSAID, Opioide
- lokale Kühlung
- Zinkpaste
- evtl. Kortikoide → können analgetisch wirken und das Ausmaß der Hautläsionen vermindern

Invasive Therapie
- je nach betroffenem Segment: nach Abheilen der Bläschen Sympathikusblockaden mit Lokalanästhetika: Stellatum-, Interkostal-, lumbale Grenzstrangblockaden, Epiduralanästhesien, GLOA *siehe Kapitel 9.3*, z. B. am Ganglion stellatum, Ganglion cervicale superius

Therapie
Chronisch (bei postzosterischer Neuralgie)
- Antidepressiva → z. B. Amitriptylin®
- Antikonvulsiva → z. B. Neurontin®
- Analgetika → Opioide, z. B. Tramal® long, Durogesic®SMAT

Invasive Therapie
- bis ca. 6 Monate nach abgelaufener Akutphase s. o.

Empfehlungen

- lokale Anwendung von Capsaicin-Creme → 0,075 % 2–4 x/Tag für 4–6 Wochen
- Schmerzmessung und -dokumentation zu Beginn der Behandlung und nach jeder therapeutischen Maßnahme
- die Compliance des Patienten durch Selbstbeobachtung unterstützen und trainieren, z. B. Schmerztagebuch führen
- Verabreichung von Medikamenten nach ärztlicher Anordnung, Kontrolle von Wirkung und Nebenwirkungen
- den Patienten auf die Notwendigkeit der ärztlichen Anordnung hinweisen und bei der Umsetzung unterstützen
- vorhandene Ressourcen nutzen und fördern
- Verbandwechsel und Wundkontrolle nach ärztlicher Anordnung
- Hygienehinweise beachten
- Kommunikation: Ablenkung, positive Einstellung fördern (Freizeitgestaltung, Familie)
- Überwachung des Patienten nach invasiven schmerztherapeutischen Maßnahmen
- TENS *siehe Kapitel 11*
- psychologische/psychosomatische Behandlung
- physiotherapeutische Behandlung

Merke

Da das Wirkungs- und Nebenwirkungsspektrum der einzelnen Medikamente interindividuell sehr unterschiedlich sein kann, muss für jeden Patienten ein individuelles Therapieschema erstellt werden bezüglich Art und Dosis der Mittel!

Gefahren und Komplikationen

Da häufig ältere Patienten erkranken, ist besonders sorgfältig auf die Nebenwirkungen und Kontraindikationen der eingesetzten Substanzen zu achten!

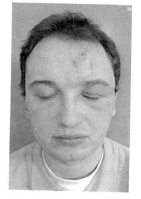

Abb. 6.1: Patient mit akutem Herpes zoster

87

Literatur

Diener H C, Maier C (2003) Das Schmerz-Therapie-Buch, 2., über-
    arbeitete Auflage, Urban und Schwarzenberg, München, Wien
Klinikleitfaden AK Krankenpflege und med. Assistenzberufe der
    DGSS (im Druck)
Zenz M, Jurna I (2001) Lehrbuch der Schmerztherapie. Wissen-
    schaftliche Verlagsgesellschaft mbH, Stuttgart

6.3 Zentraler Schmerz/Thalamusschmerz

Definition

Zentrale Schmerzen sind chronische Schmerzen, die nach einer
Schädigung oder auch nach so genannten Dysfunktionen (epilepti-
sche Anfälle) des zentralen Nervensystems auftreten können, z. B.
das Thalamusschmerzsyndrom, das nach einem Schlaganfall
(Apoplex) auftreten kann. Der zentrale Schmerz tritt bei ca.
1,5 % aller Schlaganfallpatienten auf.

Symptome

Der primäre zentrale Schmerz kann direkt oder Monate nach dem
schädigenden Ereignis auftreten. Sekundär ausgelöste Schmerzur-
sachen sind besonders häufig Gesichtsschmerzen, z. B. Myoarthral-
gie des Kiefergelenks, Arthrosen sowie Mono- und Polyneuropa-
thien. Die Schmerzintensität ist stark bis sehr stark. Die Schmerz-
qualitäten sind brennend, bohrend, schneidend, reißend oder auch
drückend. Der Schmerz kann als Dauerschmerz, aber auch als einschießender Schmerz oder als Kombination aus beiden bestehen. Er
wird meist an der Körperoberfläche, seltener in der Tiefe beklagt.
Bestimmte Reize können den Schmerz triggern:

- Änderung der Körperhaltung
- Extremitätenbewegungen
- viszerale Stimuli wie Blasenfüllung
- seelische Stimuli wie Angst und Depression.

Neurologisch stehen Störungen der Sensibilität der gesamten Körperhälfte (Hemisyndrom) im Vordergrund. Kleinere Areale wie

Hände oder Füße sind seltener betroffen. Bei fast allen Patienten mit Thalamusschmerz und anderen zentralen Schmerzsyndromen sind Veränderungen der Berührungsempfindung, wie Hyperästhesie, Dysästhesie oder Parästhesie, zu beobachten.

Ursachen
- ischämischer Insult
- intrazerebrale Blutung
- Hirnabszess
- zerebrale Toxoplasmose (HIV?)
- Multiple Sklerose (MS)
- Querschnittsyndrom
- Syringomyelie

Merke
Nach einem Schlaganfall entwickeln ca. 40 % der Patienten zentrale Schmerzsyndrome, davon ca. 10 % ein schmerzhaftes Schulter-Arm-Syndrom!

Diagnostik
- neurologische Untersuchung überprüft thermische Empfindungsstörungen, Berührungs- und Vibrationsempfinden
- elektrophysiologische Verfahren wie die somatosensiblen evozierten Potenziale (SEP)
- bildgebende Verfahren wie CT, MRT

Therapie
Die medikamentöse Behandlung zentraler Schmerzsyndrome ist oftmals durch den schlechten Allgemeinzustand und die sonstigen zerebralen Funktionsstörungen erschwert. Besonders bei Patienten mit einer Hirnschädigung ist eine verminderte Compliance zu erwarten. Sie besteht in der Gabe von:
- Antidepressiva
- Antikonvulsiva.

Wenn keine Besserung der Schmerzen eingetreten ist, erfolgt der Versuch einer Kombinationstherapie:
- Antidepressiva + Antikonvulsiva

- Antidepressiva + Opioide

Bei Besserung der Schmerzen wird die Kombinationstherapie weitergeführt.

Invasive Therapie

Ist durch die medikamentöse Therapie keine Besserung eingetreten, wird als ultima ratio folgende Therapie empfohlen:
- „deep brain stimulation"
- Motorkortexstimulation

Empfehlungen
- vorhandene Ressourcen ausnutzen, um die Mobilität zu verbessern
- TENS *(siehe Kapitel 11)*, jedoch nur bei weit gehend intakter Berührungsempfindung
- verhaltenstherapeutische Verfahren, sofern keine Hirnschädigung mit Aphasie, Demenz oder Psychosyndrom vorliegt
- Physiotherapie, Ergotherapie

Merke

Bei Patienten mit zentralen Schmerzsyndromen ist die Pflegeanamnese oftmals durch die eingeschränkte Kommunikation, wie z. B. verwaschenes Sprachbild oder Wortfindungsstörungen, erheblich erschwert!

Literatur

Diener H C, Maier C (2003) Das Schmerz-Therapie-Buch, 2., überarbeitete Auflage, Urban und Schwarzenberg, München, Wien

Klinikleitfaden AK Krankenpflege und med. Assistenzberufe der DGSS (im Druck)

Zenz M, Jurna I (2001) Lehrbuch der Schmerztherapie. Wissenschaftliche Verlagsgesellschaft mbH, Stuttgart

6.4 Sympathische Reflexdystrophie

Definition

Das Krankheitsbild (Synonym: Sympathische Reflexdystrophie, Morbus Sudeck, Kausalgie → griech. kausis → Brennen) wird von der Internationalen Gesellschaft zum Studium des Schmerzes (IASP) mit dem deskriptiven Begriff „komplexes regionales Schmerzsyndrom" → CRPS → „complex regional pain syndrome" bezeichnet.

Frauen und Männer im mittleren bis höheren Alter sind in der Regel betroffen; bei Kindern tritt es nur sehr selten auf. Um die Formen des CRPS mit und ohne begleitende Verletzung größerer Nerven zu unterscheiden, werden sie eingeteilt in:

- CRPS Typ I (ohne Nachweis von Nervenverletzungen)
- CRPS Typ II (mit Nervenverletzung bei sonst gleicher Symptomatik).

Symptome

90 % der Patienten klagen über brennende, bohrende Schmerzen, die sich unter körperlicher Belastung und beim Herabhängen der Extremität verstärken. Beim CRPS Typ II ist eine Allodynie oder Hyperalgesie nachweisbar.

Das Ausmaß der durch das CRPS verursachten Beeinträchtigungen steht in einem erheblichen Missverhältnis zum Schweregrad des auslösenden Ereignisses. Das Syndrom unterscheidet sich von anderen neuropathischen Schmerzen durch folgende Charakteristika:

- Tendenz zur distalen Generalisierung → z. B. Ausprägung an der Hand stärker als am Unterarm
- lokalisierte Formen sind selten → z. B. CRPS einzelner Finger
- Mitbeteiligung von Gelenk- und Weichteilstrukturen mit zusätzlicher Einschränkung der Beweglichkeit
- haltungs- und belastungsabhängiges Ödem, biografische Disposition, zeitliches Zusammenfallen eines körperlichen Traumas mit einer Lebenssituation, die durch psychosoziale Belastungsfaktoren besonders angespannt ist.
- Die neurologischen Symptome betreffen fast alle Anteile des Nervensystems; man spricht von einer *neurologischen Trias* mit Störungen

1. der Sensibilität,
2. der Motorik und
3. des autonomen Nervensystems.

Sensibel
- tiefe, diffus lokalisierte Spontanschmerzen
- Hyperalgesie
- Allodynie
- Hyperästhesie
- Hypästhesie

Motorisch
- Verlust der Willkürmotorik
- Tremor in Ruhe und Aktion
- Koordinationsstörungen
- Dystonie

Autonom
- Temperaturdifferenzen
- Durchblutungsstörungen
- Ödembildung
- trophische Störungen, z. B. Nagel- und Haarwuchs, livide Hautveränderung

Merke
Der Hauttemperaturunterschied zur gesunden Seite beträgt in der Regel mehr als 2 °C und spiegelt eine enorme Hautdurchblutung wider!

Ursachen
- Traumata, auch Bagatellverletzungen, Venenpunktionen, schmerzhafte Manipulationen, z. B. Quetschungen
- postoperativ, z. B. Radiusfraktur
- lokalisierte Entzündungen, z. B. Nagelbettentzündung, Epikondylitis radialis, Nervenkompressionssyndrome, Karpaltunnelsyndrom, Thrombose
- Bei 5–10% der Betroffenen ist kein auslösendes Ereignis eruierbar!

Diagnostik

- Anamnese
- Temperaturmessung
- Ischämietest
- Drei-Phasen-Skelettszintigrafie (in der Initialphase Aktivitätsanreicherung)
- Röntgen (in der Spätphase diffuse, fleckförmige Entkalkung, osteoporotische Veränderungen)

Die Laborparameter liegen in der Regel im Normbereich, daher erlauben sie keine weiteren diagnostischen Aussagen; ebenso die Kernspin- oder die Computertomografie.

Therapie

Die Therapie des CRPS ist umso erfolgreicher, je früher eine konsequente analgetische, physikalische und psychotherapeutische Kombinationsbehandlung eingesetzt wird.

- Analgetika → NSAID (in der Akutphase), Opioide, z. B. Valoron®N, Durogesic®SMAT nach Effekt
- Kortikosteroide (Kurzzeittherapie)
- Antidepressiva
- Antikonvulsiva

Invasive Therapie

Sympathikusblockaden

- Grenzstrangblockaden, z. B. am Ganglion Stellatum *siehe Kapitel 9.3.3.2*
- GLOA *siehe Kapitel 9.3.3.1*

Interventionelle Therapie

- Obere Extremität: CT-gesteuerte Anlage eines thorakalen Grenzstrangkatheters für 10–14 Tage (Cave: Infektion)
- Untere Extremität: perkutane Alkoholneurolyse (Grenzstrangneurolyse)
- Elektrostimulationsverfahren
- bei Misserfolg: spinal cord stimulation (SCS)

Gefahren und Komplikationen
Ohne Schmerztherapie ist keine Krankengymnastik, Schienenbe-
handlung und Ergotherapie möglich!

Nichtmedikamentöse Therapie
Solange der Ruheschmerz im Vordergrund steht, beschränkt sich
die Therapie auf eine konsequente Immobilisierung und Hochlagerung der betroffenen Extremität.
Obligat ist in dieser Stufe das konsequente Tragen von Lagerungs-
schienen aus leichtem Material, z. B. Thermoplast.

- physikalische Therapie, cave: Bewegungsschmerz signalisiert die
  Grenze der Behandlung!
- Ergotherapie, z. B. Übungen mit Therapiekitt, Seidenmalen,
  Webübungen
- Einzelkrankengymnastik auf neurophysiologischer Basis
- Lymphdrainage

 Merke
Voraussetzung für den Erfolg ist eine enge Zusammenarbeit zwischen Arzt, Ergotherapeut und Krankengymnast.

Psychotherapie
- verhaltenstherapeutische Verfahren (Schmerzbewältigungstraining)
- Vermittlung von regulierenden Verhaltensstrategien, um Ver-
  meidungsverhalten und Inaktivität oder vorschnelle Überbelas-
  tung zu vermeiden
- Entspannungstechniken und Biofeedback-Methoden zur Regu-
  lation der Hauttemperatur, Durchblutung und Schmerzreduktion
- langfristige psychologische Begleittherapie bei Patienten mit
  psychiatrischen oder psychosomatischen Störungen (z. B. post-
  traumatische Belastungsstörungen, Konversionsstörungen)

 Empfehlungen
- Schmerzmessung und -dokumentation zu Beginn und nach je-
  der therapeutischen Maßnahme
- Patiententagebücher führen lassen → anfangs täglich, später bei
  Bedarf

- bei Ödem → wöchentliche Umfangmessung
- Handkraft → monatlich mit pneumatischem Gummiball
- Gelenkbeweglichkeit → Winkelmesser, Maßband monatlich
- Hauttemperatur als „Aktivitätsindikator" → fakultativ
- Motivation zur langwierigen Therapie fördern

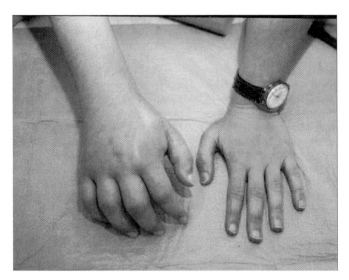

Abb. 6.2:   26-jähriger Patient mit CRPS

Literatur

Diener H C, Maier C (2003) Das Schmerz-Therapie-Buch, 2., über-
    arbeitete Auflage, Urban und Schwarzenberg, München, Wien
Klinikleitfaden AK Krankenpflege und med. Assistenzberufe der
    DGSS (im Druck)
Zenz M, Jurna I (2001) Lehrbuch der Schmerztherapie. Wissen-
    schaftliche Verlagsgesellschaft mbH, Stuttgart

6.5 Stumpf- und Phantomschmerzen

Definition

Stumpfschmerzen sind schmerzhafte Empfindungen im Bereich des Amputationsstumpfes. Sie sind überwiegend nozizeptiv.

Phantomschmerzen sind schmerzhafte Empfindungen in einem amputierten oder denervierten Köperteil. Man spricht hier von einem Deafferenzierungsschmerz, der nach dem Verlust eines Körperteils entstehen kann.

Symptome

Phantomschmerzen, Phantomsensationen, Phantombewegungen und Stumpfschmerzen werden unter dem Begriff *Postamputationssyndrom* zusammengefasst.

Nahezu alle Patienten erleben nach einer Amputation *Phantomsensationen.* Hierunter versteht man nicht schmerzhafte Empfindungen (Stellungs-, Bewegungs-, Kribbel-, Druckempfinden) im amputierten Körperteil direkt nach der Amputation. Ein häufig beobachtetes Phänomen ist das so genannte „Telescoping". Hierunter versteht man eine zunehmende Verkürzung des Phantoms, bis sich das distale Phantomglied direkt am Amputationsstumpf zu befinden scheint.

Phantomschmerzen treten meist innerhalb der ersten Tage bis Wochen nach einer Amputation auf, können sich aber durchaus auch noch sehr viel später erstmals manifestieren. Sie können nach jeder Amputation eines Körperteils auftreten. Am häufigsten betroffen sind die Extremitäten (60–80 %), aber auch Rektumamputationen (18 %), Mastektomien (13 %) und Zahnextraktionen (0,1 %). Der Schmerzcharakter ist sehr variabel, am häufigsten werden die Schmerzen als brennend, stechend, krampfartig oder einschießend beschrieben.

Der Schmerzcharakter von *Stumpfschmerzen* ist ebenso variabel wie der von Phantomschmerzen. Häufiger als bei Phantomschmerzen imponieren Stumpfschmerzen als Dauerschmerzen oder belastungsabhängig auftretende Schmerzen. Es wird zwischen nozizeptiven und neuropathischen Stumpfschmerzen unterschieden.

Ursachen

- Nozizeptiver Stumpfschmerz:
  - akut ➔ postoperativer Wundschmerz, zu enger Verband, Hämatome, Infektionen, Sekretverhalt
  - chronisch ➔ Kallus, Tumoren, Narben, Osteitis, Osteomyelitis, AVK, Thrombosen, Lymphödem, Fisteln, Hauterkrankungen (venöses/lymphatisches Ödem), mangelhafter Prothesensitz
- Neuropathischer Stumpfschmerz ➔ Neurom, Wurzelreizung
- Phantomschmerz ➔ Patienten, die vor Amputation unter Schmerzen im Bereich des zu amputierenden Körperteils litten
- Möglicherweise eine vorbestehende klinisch symptomlose Polyneuropathie
- Wetterwechsel
- stressbedingt, aber auch durch Entspannung (abendliche Schmerzverstärkung!)

Diagnostik

Die Abgrenzung zwischen Phantomschmerz und Stumpfschmerz erfolgt allein aus der Anamnese.

Folgende Punkte müssen erfragt werden:

- Amputation ➔ Zeitpunkt, Grund, Anästhesieverfahren, ggf. Nachamputationen
- Schmerzen ➔ Beginn, Lokalisation, Charakter, Häufigkeit, Dauer, Intensität, Auslöser, Triggerpunkte, Beeinflussbarkeit
- neurologische Vorerkrankungen
- psychosoziale Situation

Untersuchung des Amputationsstumpfs:

- Inspektion (Druckstellen durch die Prothese, blasses oder livides Hautkolorit)
- Palpation (Narben, Knochensporne, Neurome)
- seitenvergleichende Temperaturmessung (Hinweise auf Durchblutungsstörungen)
- Sensibilitätsprüfung (Hyperalgesie, Allodynie)

Weiterführende Diagnostik

- Röntgen ➔ Triggerpunkte im Stumpf, Wechsel von Schmerzcharakter und -intensität

- CT/MRT → unauffälliges Röntgen
- Dopplersonografie → kalte Haut im Bereich des Stumpfes
- diagnostische Lokalanästhesie → Triggerpunkte im Stumpf, tastbare Neurome
- diagnostische Sympathikusblockade → bei Therapieresistenz

Therapie zur Phantomschmerzprophylaxe

In mehreren Untersuchungen wurde gezeigt, dass eine vor der Amputation beginnende Phantomschmerzprophylaxe über eine rückenmarksnahe Regionalanästhesie das Auftreten von Phantomschmerzen senkt. Die perioperative rückenmarksnahe Regionalanästhesie ist somit eine sinnvolle Phantomschmerzprophylaxe.

- Es sollten mindestens zwei Tage vor der Amputation regelmäßig lang wirksame Lokalanästhetika in Kombination mit Opioiden so appliziert werden, dass der Patient kontinuierlich schmerzfrei ist. Dieses Schema sollte postoperativ für mindestens drei Tage weitergeführt werden.

Chirurgische Maßnahmen:

- ausreichende Weichteildeckung des Stumpfes
- Einlegen der Nervenenden in wenig druckbelastete Bereiche
- primärer Wundverschluss.

Erste Berichte zeigen, dass der NMDA-Antagonist Ketamin bei chronifizierten Phantomschmerzen zu einer mehrstündigen Schmerzreduktion führen kann. Eine präventive Wirkung scheint auch möglich zu sein. Bei Patienten, die zusätzlich zur Regionalanästhesie Ketamin erhielten, war das Auftreten starker Phantomschmerzen niedriger als bei Patienten, die kein Ketamin erhalten hatten.

- Vor OP-Beginn: 0,5 mg/kgKG, Infusion 24 h: 2µg/kgKG/Min., Infusion 48 h: 1µg/kgKG/Min.

Invasive Therapie in der Frühphase

- diagnostische Sympathikusblockaden (z. B. Stellatum-, Ischiadicus-, Grenzstrangblockade), bei Schmerzreduktion → Blockadeserie, kein Effekt → Therapie chronifizierter Phantomschmerz
- *ultima ratio* → intrathekale Opioidapplikation, neurochirurgische Verfahren (SCS/spinal cord stimulation) *siehe Kapitel 10.1*

Therapie bei chronischen Phantomschmerzen

- Lachskalzitonin ist zurzeit die Therapie der ersten Wahl; entweder i. v.-Applikation (200 IE) oder intranasal
- wenn nach drei Tagen kein Effekt eintritt → Abbruch
- Antikonvulsiva
- Antidepressiva
- Analgetika nach WHO-Stufenplan z. B. Valoron®N, Durogesic®SMAT

Merke

Keine Dauertherapie mit NSAID selbst bei guter Effektivität (Nebenwirkungen)!

Therapie von Stumpfschmerzen

- kausale Therapie: Re-Operation: Prognose ist von der Stumpfbeschaffenheit abhängig!
- Antikonvulsiva
- Antidepressiva
- Analgetika nach WHO-Stufenplan
- evtl. Nervenblockaden → Lokalanästhetikainfiltrationen der Narbe, Triggerpunkte

Empfehlungen

- Lagerung des Stumpfes
- Verbandwechsel und Wundkontrolle nach ärztlicher Anordnung
- Prothesenanpassung und -korrektur veranlassen
- Kommunikation: Ablenkung, positive Einstellung fördern (Freizeitgestaltung, Familie)
- Überwachung des Patienten nach invasiven schmerztherapeutischen Maßnahmen
- TENS *siehe Kapitel 11* (bei Phantomschmerz auch kontralaterale Anlage versuchen)
- psychologische/psychosomatische Behandlung
- physiotherapeutische Behandlung
- evtl. Rehabilitationsmaßnahme einleiten

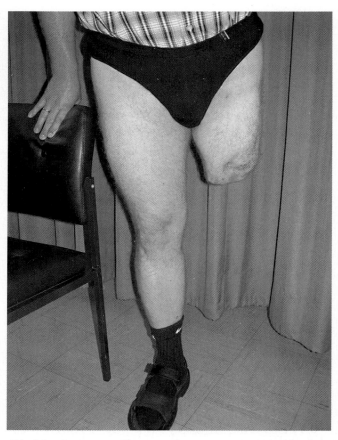

Abb. 6.3: Patient mit Phantomschmerzen, Z. n. Unterschenkelamputation

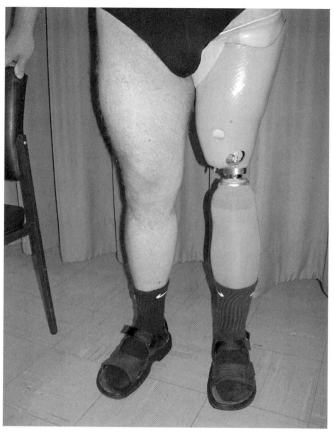

Abb. 6.4: Patient mit Stumpf- und Phantomschmerzen (prothe-
tische Versorgung)

Merke
50 % der Amputierten leiden sowohl unter Stumpf- als auch unter Phantomschmerzen!
Chronifizierte Phantomschmerzen erweisen sich auch bei Einsatz invasiver Maßnahmen häufig als therapierefraktär. Es wird daher in den letzten Jahren zunehmend nach Möglichkeiten für eine effektive Prävention gesucht!

Literatur

Diener H C, Maier C (2003) Das Schmerz-Therapie-Buch, 2., überarbeitete Auflage, Urban und Schwarzenberg, München, Wien
Zenz M, Jurna I (2001) Lehrbuch der Schmerztherapie. Wissenschaftliche Verlagsgesellschaft mbH, Stuttgart

6.6 Gesichtsneuralgien

6.6.1 Trigeminusneuralgie oder der typische Gesichtsschmerz

 Definition
Die Trigeminusneuralgie ist definiert als plötzlicher, attackenartiger, für Sekunden einschießender heftigster Schmerz im Versorgungsgebiet eines oder mehrerer Trigeminusäste. Die Funktion der betroffenen Nerven ist nicht gestört. Die Trigeminusneuralgie tritt typischerweise ab dem 50. Lebensjahr auf.

Symptome
Typische Triggermechanismen sind Essen, Kauen, Schlucken, Sprechen, Rasieren oder Zähneputzen, sie können jedoch auch spontan auftreten. Die Schmerzen werden als extrem stark, brennend, elektrisierend, scharf oder stechend beschrieben. Zwischen den einzelnen Schmerzattacken ist der Patient meist schmerzfrei, andernfalls muss die Diagnostik erneut abgeklärt werden.

Begleitsymptome

- tickartige Zuckungen (tic douloureux) der mimischen Muskulatur während der Attacken
- Rötung des Gesichts
- Tränen- und Schweißsekretion

Merke

Bei längerer Erkrankungsdauer kann ein zusätzlich brennender Dauerschmerz (Trigeminusneuropathie → Brennschmerz im Ausbreitungsbereich eines Astes des N. trigeminus) entstehen.

Ursachen

Die symptomatischen Formen (bekannte Ätiologie) können bei multipler Sklerose, bei Tumoren im Bereich des Hirnstamms oder bei Herpes zoster-Erkrankungen auftreten. Trigeminusneuralgien unbekannter Ätiologie werden als „idiopathisch" klassifiziert. Bei einer Attacke wird der Trigeminusnerv mechanisch komprimiert. Ständig ausgelöste Mikrotraumen führen zu einer Demyelinisierung (Entmarkung) der Trigeminuswurzel.

Diagnostik

Die Diagnose einer Trigeminusneuralgie wird rein klinisch gestellt. Deshalb sind eine exakte Anamneseerhebung und eine körperliche Untersuchung entscheidend zum Ausschluss anderer Ursachen.

- Streng einseitige Schmerzattacken im Gesicht und im Stirnbereich von wenigen Sekunden bis zu zwei Minuten Dauer
- Ausbreitung entsprechend einem oder mehreren Ästen des N. trigeminus
- plötzlicher heftiger, scharfer, oberflächlicher, stechender oder brennender Schmerz
- sehr starke Schmerzintensität
- Auslösung über Triggerfaktoren
- zwischen den Schmerzattacken komplette Beschwerdefreiheit
- kein neurologisches Defizit
- Attacken bei jedem Patienten mit stets stereotypem Muster

Therapie

Die akute Schmerzattacke dauert nur Sekunden an und ist daher einer direkten Therapie nicht zugänglich. Durch eine medikamentöse Prophylaxe können die Anfälle in ihrer Häufigkeit und Stärke reduziert werden.

- Antikonvulsiva → Neurontin® (Gabapentin) 1200–2400 mg/Tag
- Opioidversuch → z. B. Tramal® long, Durogesic®SMAT, Morphin

Invasive Therapie

- ganglionäre Opioidapplikation (GLOA) am Ganglion cervicale superius, Serie von ca. 10 Blockaden *siehe Kapitel 9.3.3.1*
- Glycerininjektion in das Ganglion Gasseri

Operative Verfahren

- vaskuläre Dekompression nach Jannetta
- Thermokoagulation oder Kryokoagulation des Ganglion Gasseri

 Merke

Die operativen Verfahren sind nicht bei einer Multiplen Sklerose sowie bei älteren multimorbiden Patienten mit hohem Narkoserisiko angezeigt!

Differenzialdiagnose

- atypischer Gesichtsschmerz
- Cluster-Kopfschmerz
- Sinusitis maxillaris
- postzosterische Neuralgie
- Myathropathie des Kiefergelenks
- Deafferenzierungsschmerz nach Zahnextraktion

Empfehlungen

- Ernährungsberatung
- Schmerzmessung und -dokumentation zu Beginn des pflegerischen Auftrags und nach jeder therapeutischen Maßnahme
- psychologische/psychosomatische Behandlung
- physiotherapeutische Behandlung
- alternative Behandlung, z. B. Akupunktur
- TENS-Versuch *siehe Kapitel 11*

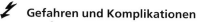 **Gefahren und Komplikationen**

Bei den meisten Patienten werden leider immer noch (intakte) Zähne gezogen oder vermeintliche Sinusitiden operativ saniert!

6.6.2 Atypischer Gesichtsschmerz

 Definition

Der atypische Gesichtsschmerz stellt einen Dauerschmerz dar, der tief in den Gesichtsstrukturen lokalisiert ist. Der Begriff wird in der Regel als Ausschlussdiagnose benutzt, sofern andere Erkrankungen des Kopfes, z. B. Kiefergelenksarthropathien und eine „typische" Trigeminusneuralgie, ausgeschlossen werden können.

Frauen sind häufiger als Männer betroffen. Der atypische Gesichtsschmerz wird vorwiegend im jungen und mittleren Erwachsenenalter beobachtet.

Symptome

Es besteht ein Dauerschmerz im Gesicht ohne schmerzfreie Intervalle, der in der Regel keinem Ast des N. trigeminus zugeordnet werden kann.

- Die Intensität der Schmerzen ist nicht auf eine lokalisierte Erkrankung, z. B. eine Infektion, zurückzuführen, bzw. der Dauerschmerz persistiert auch nach Abheilung der Grunderkrankung
- zusätzliche Schmerzattacken bei ca. 30 %
- Die Schmerzen beginnen entweder spontan oder im engen zeitlichen Zusammenhang mit einer Infektion oder Operation.

Nach diesen Kriterien ist der atypische Gesichtsschmerz eine Sonderform der posttraumatischen Neuropathie:

- Schmerzqualität → brennend, ziehend, oft pochend
- Schmerzlokalisation → zumeist einseitig, bisweilen mit Seitenwechsel, nicht radikulär, überwiegend fleckförmig lokalisiert
- Ausbreitung des Schmerzareals im Verlauf der Erkrankung möglich
- Triggermechanismen eher selten
- unabhängig von Tageszeiten, ohne Beeinflussung

- diskrete vegetative Symptome, Hauttemperaturseitendifferenz bei Belastung, Schwellneigung, selten trophische Störungen, Depressionen, Suizidgedanken, Konzentrationsstörungen.

Ursachen

Die häufigsten Erkrankungen oder Traumata, die einen atypischen Gesichtsschmerz auslösen können, sind:
- zahnärztliche und kieferchirurgische Behandlungen
- HNO-ärztliche Eingriffe
- Verletzungen
- Infektionen
- Systemerkrankungen, z. B. Neuroborreliose
- ohne bekannte Auslöser

 ## Gefahren und Komplikationen

Die Gefahr einer später rasch therapieresistenten Chronifizierung ist höher als bei anderen Schmerzerkrankungen!

Diagnostik

- Ausschluss anderer Gesichtsschmerzen, d. h. die Sicherung der Diagnose „Atypischer Gesichtsschmerz"
- Hilfsinstrumente sind die Schmerzzeichnungen und -tagebücher der Patienten
- Ausschluss Polytoxikomanie

 ## Therapie

Der atypische Gesichtsschmerz wird oftmals als weitgehend therapieresistent eingestuft. Die Erfolgsquote der medikamentösen Behandlung liegt jedoch nur in einem Bereich von 30–50 %.
- Antidepressiva sind das Verfahren der ersten Wahl → mehrwöchige Behandlung, niedrig dosiert, z. B. → Amitriptylin® mit 25 mg retard zur Nacht beginnen
- Antikonvulsiva → Neurontin® nach Wirkung und Nebenwirkungen steigern
- Opioide → Valoron®N, Durogesic®SMAT → nach Wirkung und Nebenwirkungen steigern

Invasive Therapie
- Nervenblockaden im Kopfbereich GLOA *siehe Kapitel 9.3.3.1*

 Empfehlungen
- ausreichende Flüssigkeits- und Nährstoffaufnahme, Ernährungsberatung
- Hygienehinweise (Mundflora!)
- Überwachung des Patienten nach invasiven schmerztherapeutischen Maßnahmen
- TENS *siehe Kapitel 11*
- psychologische/psychosomatische Behandlung (z. B. Entspannungsverfahren nach Jakobson, Biofeedback)

 Gefahren und Komplikationen
Jedes operative Vorgehen, wie weitere Extraktionen von Zähnen, Wurzelresektionen, Nachresektionen, ist nahezu immer erfolglos und sollte daher unterbleiben!
Neurodestruktive Verfahren sind im Gegensatz zur Trigeminusneuralgie beim atypischen Gesichtsschmerz als Behandlungsfehler einzustufen!

Literatur

Diener H C, Maier C (2003) Das Schmerz-Therapie-Buch, 2., überarbeitete Auflage, Urban und Schwarzenberg, München, Wien
Klinikleitfaden AK Krankenpflege und med. Assistenzberufe der DGSS (im Druck)
Zenz M, Jurna I (2001) Lehrbuch der Schmerztherapie. Wissenschaftliche Verlagsgesellschaft mbH, Stuttgart

7 Schmerzbehandlung im Alter

Obwohl in den letzten Jahren durch zahlreiche wissenschaftliche Untersuchungen zur Diagnostik und Therapie von Schmerzsyndromen maligner und nichtmaligner Genese große Fortschritte erzielt wurden, liegen nur wenige Forschungsarbeiten zum Thema „Einfluss des Alters auf die Schmerzbehandlung" vor. Nicht nur die „Schmerzforscher", auch die Geriater erkennen erst zögernd den Schmerz im Alter als forschungswürdiges Problem. In wichtigen Lehrbüchern der Geriatrie wird das Thema unzureichend oder gar nicht abgehandelt.

Ein weiterer Grund für die Notwendigkeit der verstärkten Auseinandersetzung mit dem Problem „Schmerz im Alter" liegt in der demografischen Entwicklung der Bevölkerung.

7.1 Demografische Daten

Derzeit leben in der gesamten Bundesrepublik knapp 83 Millionen Menschen, davon 20,4 Millionen im Alter von 60 und mehr Jahren. Diese 20,4 Millionen Menschen teilen sich altersmäßig folgendermaßen auf: 5,5 Millionen zwischen 60–65, 8,5 Millionen zwischen 65–75 und 6,4 Millionen über 75 Jahre (Statistische Ämter der Länder und des Bundes, Stand Dezember 2003). Der allgemein höhere Lebensstandard und vor allem eine bessere medizinische Versorgung haben seit dem letzten Jahrhundert einen deutlichen Anstieg der Lebenserwartung bewirkt. Die bekannte „Alterspyramide" mit vielen jungen und wenigen alten Menschen hat ihre Form schon längst verloren. In Zukunft wird man wohl von einem „Alterspilz" sprechen müssen. Schon heute ist jeder vierte älter als 60 Jahre. Somit ist es wahrscheinlich, dass im Jahr 2030 jeder dritte Einwohner über 60 sein wird.

Obwohl die Älteren das „Spiegelbild unserer eigenen Zukunft" sind, ist es umso erstaunlicher, dass nur wenige wissenschaftliche Arbeiten zu diesem Thema vorliegen. Dies hat zur Folge, dass die Erfahrungen aus der Schmerztherapie jüngerer Patienten auf geriatrische Patienten übertragen werden müssen.

7.2 Chronische nichttumorbedingte Schmerzsyndrome

In der Literatur bestehen widersprüchliche Ansichten über die Prävalenz chronischer Schmerzen bei geriatrischen Patienten. Einigkeit herrscht jedoch über vermehrtes Auftreten einiger weniger spezieller Schmerzsyndrome wie:

- Arthrose
- Osteoporose
- arterielle Verschlusskrankheit (pAVK)
- Trigeminusneuralgie
- rheumatische Erkrankung
- Angina pectoris
- postzosterische Neuralgie.

Auch kommen bei Älteren häufiger Verletzungen vor, z. B. sturzbedingte Oberschenkelhalsbrüche, die möglicherweise chronische Schmerzen auslösen können (Rubinstein und Robbins, 1984).

 Merke

Schmerzen sind keine unweigerliche Folge des Alterungsprozesses.

7.3 Inzidenz von Tumorerkrankungen

Mit zunehmendem Alter steigt das Risiko, an einem Tumorleiden zu erkranken, deutlich an. Krebs ist neben Herz-Kreislauf-Erkrankungen die häufigste Todesursache bei Patienten über 65 Jahre. Es ist anzunehmen, dass Tumorschmerzen bei geriatrischen Patienten ein immer häufiger anzutreffendes Problem darstellen werden. Charakteristische Krebsarten für die ältere Bevölkerungsgruppe sind Prostatatumoren bei Männern und Mammakarzinome bei Frauen (American Cancer Society 1995). Sie sind jedoch weniger von Bedeutung als die *altersbedingten Einschränkungen* der Reaktion von Körper und Psyche auf die Erkrankung, die *Verträglichkeit von Behandlungen,* die *kognitive Verarbeitung* des Kranken mit seiner Erkrankung und der *familiäre Umgang* mit dem Patienten.

Bis heute gibt es keine differenzierten Regeln der Krebsdiagnostik, -therapie und -nachsorge für Menschen verschiedener Lebensalter, das Vorgehen muss sich den alterstypischen Bedingungen im somatischen, psychischen und sozialen Bereich anpassen.

Krebs beim alten Menschen bedeutet zunächst einmal *Addition von* vorbestehenden altersbedingten *Behinderungen* mit dem Leiden der *Krebserkrankung.* Auftretende Schmerzen müssen erkannt, diagnostiziert und wie bei allen anderen Altersgruppen entsprechend behandelt werden. Die Krebserkrankung im Alter sollte jedoch gesondert und differenziert bewertet werden, sowohl von der Krankheit her als auch von deren Träger. Der natürliche Verlauf der Krebserkrankung in den verschiedenen Organsystemen bei alten Menschen variiert erheblich. Manche Tumoren zeigen eine so geringe Malignität, dass sie ohne weiteres konservativ behandelt werden können, andere Tumore sind so bösartig und prognostisch ungünstig, dass bei derzeitigem Wissensstand nur unterstützende und palliative Maßnahmen infrage kommen. Die Therapie maligner Erkrankungen sollte beim alten Krebspatienten folgende Gesichtspunkte berücksichtigen:

Empfehlungen

- Verkürzte Lebenserwartung berücksichtigen
- der alte Mensch stirbt häufiger *mit* einem bösartigen Tumor als *an* einem bösartigen Tumor
- ältere Menschen streben im Gegensatz zu jüngeren nicht ein längeres Leben um jeden Preis an
- im Einzelfall sorgfältige Abwägung von Nutzen und Risiko therapeutischer Maßnahmen
- die spirituelle Einstellung des Patienten zu Leben und Tod
- bei diagnostischen und/oder therapeutischen Maßnahmen die individuellen Bedürfnisse des Patienten berücksichtigen

- den Patienten nicht zu einer Behandlung drängen
- bestmögliche Gestaltung für die verbleibende Zeit (eigene Umgebung).

Vor dem Hintergrund dieser Überlegungen gewinnen symptomatische palliative Maßnahmen eine größere Bedeutung gegenüber kurativem medizinischem Vorgehen.

7.4 Altersphysiologische Veränderungen

Eine sichere und effektive Anwendung von Analgetika bei der Behandlung chronischer Schmerzen im Alter erfordert genaue Kenntnisse der altersphysiologischen Veränderungen und der altersspezifischen pharmakodynamischen Wirkung der Analgetika; denn „... das Altern ist ein besonderer und individueller Prozess, der sich bei jedem Menschen unterschiedlich vollzieht" (Pagliaro und Pagliaro, 1983). Das Wissen um die Verteilung der Medikamente im Organismus, den Metabolismus und deren Ausscheidung ist Voraussetzung, um beim Alterspatienten die unterschiedlichen Reaktionen auf Analgetika zu verstehen.

7.4.1 Körperfettgewebe und Gesamtkörperwasser

Die *relative Zunahme des Körperfettgewebes* kann bei Verabreichung lipophiler (fettlöslicher) Analgetika, z. B. Buprenorphin, Fentanyl oder Pethidin (Dolantin®) zu *verzögerter Wirkung* führen. Folglich muss die zu verabreichende Dosis mit zunehmendem Alter nach individueller Wirkung und Nebenwirkung vorsichtig angepasst werden.
Im Alter *vermindert sich das Gesamtkörperwasser*. Die Applikation hydrophiler (wasserlöslicher) Analgetika, z. B. Morphin, führt folglich zu einer höheren Analgetikumwirkung gegenüber jüngeren Patienten. Es empfiehlt sich, mit einer niedrigeren Anfangsdosis zu beginnen und nach individueller Wirkung zu erhöhen oder zu senken.

Empfehlungen

- Initiale Einstellung mit niedrigeren Analgetikadosierungen als bei jüngeren Patienten
- Anpassung der Medikamente nach individueller Wirkung und Nebenwirkung.

7.4.2 Serumproteine

Bei vielen Medikamenten, wie z. B. aus der Gruppe der Nichtsteroidal-Analgetika *(siehe Kapitel 8.2)*, die sich in hohem Maße an Serumproteine binden, bleibt ein Rest ungebunden, der frei im Blut zirkuliert und pharmakologisch aktiv wird. Obwohl der normale Alterungsprozess wahrscheinlich keinen Einfluss auf Konzentration und Zusammensetzung der Serumproteine hat, können krankheitsbedingte Veränderungen und Kachexie zu einer Abnahme der Proteine beitragen. Wenn *weniger Proteine im Blutkreislauf* zirkulieren, haben verabreichte Medikamente aufgrund des höheren Anteils an *ungebundenen Substanzen* eine *größere Wirkung*. Somit steigt das Risiko der Nebenwirkungen und Toxizität.

Gefahren und Komplikationen

- Abnahme der Serumproteine durch chronische Erkrankungen und unzureichende Ernährung
- Medikamente mit hoher Eiweißbindung, z. B. nichtsteroidale Analgetika, können bei älteren Patienten eine verstärkte pharmakologische Wirkung zeigen und zu Toxizitätserscheinungen führen.

7.4.3 Leber- und Nierenfunktion

Im Alter nimmt die Enzymaktivität der Leberzellen ab. Die verabreichten *Medikamente werden langsamer metabolisiert*, wodurch sich der hepatische Abbau von Analgetika, z. B. Naproxen (Proxen®), und von Psychopharmaka, z. B. Diazepam (Valium®), verringert und deren Wirkdauer verlängert.

Der Alterungsprozess verursacht in der Niere strukturelle und funktionelle Veränderungen mit Abnahme der Nierengröße, verminderte renale Durchblutung, sinkende glomuläre Clearance und abnehmende tubuläre Sekretion. Die im Alter häufig auftretende Herzinsuffizienz trägt zusätzlich zu einer eingeschränkten Nierenfunktion bei. Die *Medikamente werden langsamer eliminiert* und haben somit eine *verlängerte Wirkdauer und/oder Intoxikationen* zur Folge.

7.5 Schmerzmessung

Für die Bedürfnisse der Schmerztherapie beim alten Menschen gilt es, aus der Fülle der angebotenen Verfahren zur Schmerzerfassung einfache und den Patienten wenig belastende, aber validierte und sensible Skalen auszuwählen. Vor Beginn der analgetischen Therapie sollten im Rahmen der Schmerzdiagnose nicht nur die Schmerzintensität, sondern auch Informationen zur Schmerzqualität sowie zu Vorgeschichte und Vormedikation sowie zum sozialen Hintergrund erhoben werden, *siehe Kapitel 4.* Wichtiger als die initiale Schmerzmessung ist jedoch die wiederholte Überprüfung anhand einer eindimensionalen Skala, wie z. B. VRS oder NRS *(siehe Kapitel 4.2).* Diese Skalen bieten gegenüber Analogskalen, besonders bei geriatrischen Patienten, Vorteile in Bezug auf Handhabung, gute Verständlichkeit und geringen Zeitaufwand.

Eine amerikanische Vergleichsstudie über sechs verschiedene Methoden zur Schmerzerfassung, die 1986 von Jensen et al. durchgeführt worden ist, zeigte folgendes Ergebnis: Die Schmerzmessung mittels der VAS war bei 40% der älteren Patienten aufgrund des mentalen Status und kognitiver Einschränkung nicht möglich, sodass die einfachen Skalen wie NRS und VRS bevorzugt werden sollten.

Die erhobenen *Werte* sollten *in der täglichen Routine standardisiert* im Krankenblatt dokumentiert werden, sodass die regelmäßige Überprüfung erleichtert wird. Ein bis zwei Stunden nach Gabe eines neuen oder zusätzlichen Analgetikums sollte durch eine zusätzliche Befragung die Wirkung überprüft werden. Bei mangelnder Effektivität könnten bestimmte Grenzwerte automatisch eine Überprüfung der Schmerzdiagnose einleiten. Nicht zuletzt sollte der Patient mit Hilfe eines kurzen Fragebogens nicht nur zum Erfolg, sondern auch nach seiner Zufriedenheit mit der Schmerztherapie befragt werden.

Empfehlungen

- Tägliche evtl. mehrfache Messung der Schmerzintensität
- bei alten Menschen einfache Skalen wie VRS oder NRS bevorzugen
- Dokumentation der erhobenen Messwerte im Krankenblatt.

Fremdeinschätzung

Die Methoden zur Schmerzdiagnostik, wie das Ausfüllen eines Schmerzfragebogens, die in *Kapitel 4* beschrieben sind, können auf ältere Patienten, die aktiv sind und unter minimalen Gedächtnisstörungen leiden, übertragen werden. Für unter Demenz, Depression oder Verwirrtheitszuständen leidende Patienten gibt es kein „Patentrezept". Zur Verifizierung des Verdachts auf Demenz können mehrere Verfahren zum Einsatz kommen.

- Nurses Observation Scale of Geriatric Patients (NOSGER) erfasst neben der kognitiven Leistung auch Stimmung und Verhaltensstörung; er beinhaltet die Anamnese durch eine dritte Person, die den Patienten gut kennt. 30 Aussagen, deren Grad des Zutreffens abgefragt wird, komplementär zum MMS.

Manche dieser Patienten können durchaus angeben, unter Schmerzen zu leiden, ohne dass sie jedoch in der Lage sind, ihre Schmerzen näher zu beschreiben und zu quantifizieren. Detaillierte Fragen können zu Frustationen des Patienten führen und Angst auslösen.

Hier kommt der Fremdeinschätzung durch den Arzt oder das Pflegepersonal eine gewisse Bedeutung zu, indem nonverbale Zeichen, wie Schonhaltung, Grimassieren und direkte Schmerzäußerung, z. B. Stöhnen, zur Diagnostik und Messung des Schmerzes herangezogen werden sollten.

Bei dringendem Verdacht auf bestehende Schmerzen kann nach ärztlicher Anordnung die „Versuchsdosis" eines Analgetikums unter Überwachung verabreicht werden. Die Reaktionen des Patienten sollten auf dem Pflegedokumentationsbogen kommentiert werden und eventuell durch Angaben der Angehörigen ergänzt werden.

MINI-MENTAL STATE EXAMINATION (MMSE) nach Folstein

Lit.: Folstein MF et al. J Psychiatr Res 1975;12:189-198

Der Mini-Mental-Status nach Folstein prüft durch Fragen und einfache Aufgaben im ersten Teil Orientiertheit, Gedächtnis und Aufmerksamkeit, im zweiten Teil Wissen, Lesen und Schreiben sowie konstruktive Fähigkeiten. Maximal können 30 Punkte erreicht werden. Bei Werten unter 22 Punkten ist eine mäßige kognitive Einschränkung, bei unter 10 Punkten eine schwere Demenz anzunehmen. Die Empfindlichkeit für frühe Demenzformen ist gering, zu niedrige Werte werden bei Vorliegen einer Depression gemessen. Für Verlaufsuntersuchungen ist der Test nicht geeignet.

1. Was für ein Datum ist heute?		0/1
2. Welche Jahreszeit?		0/1
3. Welches Jahr haben wir?		0/1
4. Welcher Wochentag ist heute?		0/1
5. Welcher Monat?		0/1
6. Wo sind wir jetzt?	Welches Bundesland?	0/1
7.	Welcher Landkreis/Welche Stadt?	0/1
8.	Welche Stadt/Welcher Stadtteil?	0/1
9.	Welches Krankenhaus?	0/1
10.	Welche Station/Welches Stockwerk?	0/1
11. Bitte merken sich:	Apfel	0/1
12.	Pfennig	0/1
13.	Tisch Anzahl der Versuche: _____	0/1

Ziehen Sie von 100 jeweils 7 ab oder buchstabieren Sie STUHL rückwärts:

14.	93	L	0/1
15.	86	H	0/1
16.	79	U	0/1
17.	72	T	0/1
18.	65	S	0/1

Was waren die Dinge, die Sie sich vorher gemerkt haben?

19.		Apfel	0/1
20.		Pfennig	0/1
21.		Tisch	0/1
22. Was ist das?		Uhr	0/1
23.		Bleistift/Kugelschreiber	0/1
24. Sprechen Sie nach:		„Kein wenn und oder aber"	0/1
25. Machen Sie bitte Folgendes:		Nehmen Sie das Blatt Papier in die Hand,	0/1
26.		falten es in der Mitte und	0/1
27.		lassen Sie es auf den Boden fallen.	0/1
28. Lesen Sie und machen Sie es bitte („Augen zu").			0/1
29. Schreiben Sie bitte einen Satz (mind. Subjekt und Prädikat).			0/1
Kopieren Sie bitte die Zeichnung.			0/1

Summe _____

Abb. 7.1: Modifizierte deutschsprachige Version des Mini Mental Status (MMS)

Nurses' Observation Scale for Geriatric Patients (NOSGER II)

	Im- mer	Meis- tens	Oft	Hier und da	Nie
1. Kann sich ohne Hilfe rasieren/ schminken/Haare kämmen.					
2. Verfolgt bestimmte Sendungen im Radio oder Fernsehen.					
3. Sagt, er/sie sei traurig.					
4. Ist unruhig in der Nacht.					
5. Nimmt Anteil an den Vorgän- gen in seiner/ihrer Umgebung.					
6. Bemüht sich um Ordnung in seinem/ihrem Zimmer.					
7. Kann den Stuhlgang kontrol- lieren.					
8. Setzt eine Unterhaltung richtig fort, wenn diese unterbrochen wurde.					
9. Kann kleinere Besorgungen (Zeitungen, Esswaren) selber machen.					
10. Sagt, er/sie fühle sich wertlos.					
11. Pflegt ein Hobby.					
12. Wiederholt im Gespräch im- mer wieder den gleichen Punkt.					
13. Wirkt traurig oder weinerlich.					

	Im-mer	Meis-tens	Oft	Hier und da	Nie
14. Wirkt sauber und ordentlich.					
15. Läuft davon.					
16. Kann sich an Namen von engen Freunden erinnern.					
17. Hilft anderen, soweit körper-lich dazu imstande.					
18. Verlasst das Haus in ungeeig-neter Kleidung.					
19. Kann sich in der gewohnten Umgebung orientieren.					
20. Ist reizbar und zänkisch, wenn man ihn/sie etwas fragt.					
21. Nimmt Kontakt mit Personen in der Umgebung auf.					
22. Erinnert sich, wo Kleider und andere Dinge liegen.					
23. Ist aggressiv (in Worten oder Taten).					
24. Kann die Blasenfunktion (Urin) kontrollieren.					
25. Erscheint gut gelaunt.					
26. Hält den Kontakt mit Freunden oder Angehörigen aufrecht.					
27. Verwechselt Personen.					

	Im-mer	Meis-tens	Oft	Hier und da	Nie
28. Freut sich auf gewisse Ereignisse (Besucher, Anlässe).					
29. Wirkt im Kontakt mit An-gehörigen oder Freunden freundlich und positiv.					
30. Ist eigensinnig: Hält sich nicht an Anweisungen oder Regeln.					

Bemerkungen: _____

_____

_____

Abb. 7.2: Nurses' observation scale (NOSGER II)

Empfehlungen
- Bei verwirrten oder unter Demenz leidenden Patienten auf non-verbale Schmerzäußerungen achten
- evtl. Gabe einer „Analgetikumversuchsdosis"
- Reaktionen dokumentieren.

7.6 Schmerzwahrnehmung

In der Literatur sind nur wenige Daten über altersbedingte Verände-rungen der Verarbeitung der nozizeptiven Signale (Schmerzwahr-nehmungssignale) im peripheren und zentralen Nervensystem vor-handen. Die klinische Erfahrung zeigt jedoch, dass im Alter häufiger schmerzlose Herzinfarkte und fehlende abdominelle Schmerzen bei Magengeschwüren oder -perforationen anzutreffen sind. Das hat zu der *Hypothese einer altersbedingten Abnahme der Nozizeption*

Pflegebericht: Name: Mustermann, Sabine Diagnose: Mamma Ca. Zimmer: 4 Blatt Nr./Jahr: 3/98

Datum/ Zeit	Besonderheiten/ Stichworte	Kommentar	HZ
6.7./7.30 Uhr	Pat. liegt jammernd im Bett, schmerzverzerrtes Gesicht, sehr unruhig	stärkste Schmerzen! Nach Rücksprache mit Dr. Weber: 5 mg Morphin s.c.	Gi.
6.7./8:00 Uhr	Pat. döst, wirkt entspannt, deutlich ruhiger	gute Schmerzreduktion	Gi.
10.7. / 18.00 Uhr	Patient nicht ansprechbar überdosiert?	Atenfrequenz: 8/Min Arzt informiert: Absetzen der Abendopioiddosis, stündliche Messung der Atemfrequenz	Gi.
11.7./ 2.00 Uhr	Patient wacher und ansprechbar	Atemfrequenz 12/Min, ärztliche Anordnung: Daueropioiddosis von 120 mg/Tag auf 60 mg/Tag reduzieren	Gi.

Abb. 7.3: Pflegedokumentationsbogen – Verlaufsdokumentation von Schmerz, Morphingabe mit nachfolgenden Überdosierungserscheinungen und angemessener Reaktion der Pflegekraft

(Wahrnehmung von Schmerz) geführt. Diese Erfahrung lässt aber nicht darauf schließen, dass Alter allein zu einer Verminderung der Schmerzsensibilität oder der Schmerzwahrnehmung führt. Wegen der oft bestehenden Multimorbidität alter Patienten ist in diesen Fällen jedoch meist nicht feststellbar, ob die Veränderungen in den Schmerzäußerungen auf altersbedingte funktionelle Veränderungen in den Schmerzwegen zurückgehen oder auf andere altersbedingte Faktoren. So klagen nur 2 % der alten Patienten, besonders solche mit Demenz, nach einer Lumbalpunktion über Kopfschmerzen, während dies 40 % der jüngeren tun. Die Gründe für diesen Unterschied sind unbekannt und sollten dazu anregen, intensivere Forschungsarbeit auf diesem Gebiet zu betreiben.

7.6.1 Unabsichtliches Leugnen von Schmerzen

Es gibt ältere Patienten, die das Wort „Schmerz" in ihrem Sprachgebrauch nicht benutzen. Es bereitet ihnen oftmals Mühe, ihre Probleme und Bedürfnisse auszudrücken. Ein Grund ist vielleicht, dass die so genannte Kriegsgeneration es nicht gelernt hat „zu jammern" oder sich zu beklagen, nach dem Motto „Erleiden, Erdulden". Daher ist es nicht verwunderlich, dass sie die Frage nach Schmerzen verneinen. Als Alternative kann der Arzt oder das Pflegepersonal *zur Schmerzerfassung andere Begriffe,* wie z. B. Leiden oder Qualen *verwenden.*

Andere ältere Patienten sehen und akzeptieren ihren Schmerz als schicksalhafte Folge des Alterungsprozesses in der Annahme, dass ihre Schmerzen nicht zu behandeln sind. Oft messen sie ihren körperlichen Beschwerden eine geringere Bedeutung zu, um anderen nicht zur Last zu fallen, oder sie befürchten eine Verschlechterung ihrer Erkrankung.

Besonders die älteren Patienten sind häufig der Meinung, dass die Pflegenden wissen müssen, wann sie unter Schmerzen leiden („passive Pflegekonsumenten"). Die Pflegenden sollten den Patienten wissen lassen, dass sie über ihre Schmerzen informiert werden müssen, um therapeutische Schritte einleiten zu können. Patienten, die in einer Zeit aufgewachsen sind, in der Krankenhäuser vielfach als „Sterbehäuser" eingestuft wurden, können ihre

Schmerzen auch dann leugnen, wenn sie gezielt darauf angesprochen werden, möglicherweise aus Angst vor stationärer Einweisung oder vor schmerzhaften diagnostischen Untersuchungen.

7.6.2 Kommunikationsprobleme

Die Kommunikationsfähigkeit älterer Patienten kann durch Schwerhörigkeit und Fehlsichtigkeit beeinträchtigt sein, die eine Schmerzmessung auch mittels einfacher Skalen, wie der VRS, NRS oder eines Schmerztagebuchs erheblich erschweren können. Oftmals ist es für das Pflegepersonal nicht ersichtlich, ob der Patient unter diesen Behinderungen leidet. Hier können Beobachtungen und Fragen, wie z. B. „Beschreiben Sie Ihre Schmerzen" oder „Lesen Sie mir bitte das Etikett auf Ihrem Medikamentenröhrchen vor", Klarheit schaffen. Ist der Patient auch dazu nicht in der Lage, sollte sein nonverbales Verhalten wie Mimik und Körperhaltung genau beobachtet werden. Die Familienangehörigen können bei der Interpretation der Verhaltensmuster nützliche Hinweise geben.

 Empfehlungen
Multidimensionaler Ansatz zur Schmerzerfassung (McCaffery et al., 1997)
- Überblick der gesamten Krankengeschichte
- Erhebung des funktionellen Status'
- Wenn möglich, Evaluierung der Schmerzintensität mittels einer Schmerzskala, die der Patient versteht, evtl. „Kinderskala" benutzen. Verwenden Sie die gleiche Skala immer wieder beim gleichen Patienten und erklären Sie, wenn nötig, die Bedeutung der Skalierung jedesmal aufs neue
- Da der ältere Patient häufig mehr als ein Schmerzsyndrom aufweist, bitten Sie ihn, mit dem Finger die Schmerzstellen zu lokalisieren und die Schmerzen der Intensität nach einzuordnen
- Gehen Sie nicht davon aus, dass der Patient ohne Aufforderung über seine Schmerzen spricht
- Machen Sie dem Patienten und seiner Familie klar, dass das Pflegeteam nicht immer wissen kann, wann der Patient unter Schmerzen leidet

- Kann der Patient nicht über seine Schmerzen sprechen, ermuntern Sie die Angehörigen, alle auf Schmerzen hinweisende Verhaltensmuster des Patienten zu beschreiben
- Versuchen Sie, Informationen bezüglich der Schmerzen vom Patienten selbst zu erfahren; bei verwirrten Patienten sollten Sie die Angehörigen um Hilfe bitten
- Achten Sie auf verändertes Kommunikationsverhalten (z. B. ein ehemals gesprächiger Patient wird schweigsam)
- Achten Sie auf den Gesichtsausdruck, z. B. gerunzelte Stirn, fest geschlossene oder weit aufgerissene Augen
- Beobachten Sie die Körperbewegungen, achten Sie z. B. auf ständiges Hin- und Herbewegen des Kopfes, Anziehen der Beine an den Unterleib, Unfähigkeit, die Hände still zu halten
- Fragen Sie nach Veränderungen der täglichen Aktivitäten oder sonstigen veränderten Verhaltensweisen, z. B. Reizbarkeit, Abbau von sozialen Kontakten oder plötzliches Einstellen von Routinearbeiten. Kurzfristig auftretende Verwirrtheitszustände können auf Schmerzen hindeuten, haben aber oft andere Ursachen, wie z. B. Infektionen, Kachexie oder Störungen des Elektrolythaushaltes
- Verabreichen Sie, nach Verordnung des behandelnden Arztes, die Initialdosis eines Analgetikums und achten Sie auf dessen Wirksamkeit.

Literatur

Flower RJ, Moncada S, Vane JR (1985) Drug therapy of inflammation. Gilman AG et al, eds: Goodmann and Gilmans: The pharmacological basis of therapeutics. Macmillan Puplishing New York 7: 674–715

Lamy PP (1983) The elderly, undernutrition and pharmacokinetics. J Am Geriatr Soc 31: 560–562

Lonergan ET (1983) Aging and the kidney: adjustingtraitment to physiological change. Geriatrics 43: 27–33

McGaffery M, Beebe A, Latham J (1997) Schmerz – Ein Handbuch für die Pflegepraxis Deutsche Ausgabe Hrsg: Osterbrink J Ullstein Mosby GmbH Berlin Wiesbaden

Pagliaro LA, Pagliaro AM (1986) Age-dependent drug selection and response. In Pagliaro LA, Pagliaro AM eds: Pharmacological aspects of nursing 130–139, The CV Mosby Co, St Louis

Rubinstein LZ, Robbius AS (1984): Falls in the elderly: a clinical perspective. Geriatrics 39: 67–78

Thomm M (2001) Besonderheiten der Schmerztherapie beim alten Menschen. intensiv Fachzeitschrift für Intensivpflege und Anästhesie, Georg Thieme Verlag Stuttgart 9: 115–124

7.7 Medikamentöse Schmerztherapie

Der Einsatz von Analgetika sollte sich an dem WHO-Stufenplan *(siehe Kapitel 8)*, insbesondere jedoch an den individuellen Bedürfnissen des Patienten orientieren. Welches Analgetikum eingesetzt wird, ist auch beim Alterspatienten abhängig von der Schmerzursache und der Schmerzlokalisation.

7.7.1 Adjuvanzien

Wie in *Kapitel 8.1* beschrieben, sind Adjuvanzien, insbesondere die Koanalgetika, Medikamente, die nicht zur Gruppe der Analgetika zählen, jedoch bei spezifischen Krankheitsbildern zu einer Schmerzreduktion führen können. Sie können auf jeder Stufe der Analgetikatherapie indiziert sein. Bei älteren Patienten wird aufgrund der physiologisch eingeschränkten Leber- und Nierenfunktion eine *geringere Dosierung* empfohlen.

Antikonvulsiva
Die Indikation der antikonvulsiven Koanalgetika sind neuropathische Schmerzen, *siehe Kapitel 3.2.2* von anfallsartigem und einschießendem Charakter, die z. B. bei Trigeminusneuralgie, postzosterischer Neuralgie, Phantomschmerzen oder Tumorschmerzen auftreten können.

Therapie
- Carbamazepin (Tegretal®) → einschleichend mit 200–1200 mg/ Tag als Höchstdosierung, bzw. Steigerung bis Wirkeintritt oder

Auftreten von Nebenwirkungen → *bei alten Menschen* → geringere Dosierung: 200–400 mg/Tag

- Gabapentin (Neurontin®) → einschleichend mit 300–2800 mg/Tag als Höchstdosierung, bzw. Steigerung bis Wirkeintritt oder Auftreten von Nebenwirkungen → *bei alten Menschen* → vorsichtigere Steigerung (dieses Medikament ist jedoch z. Zt. für die Schmerzbehandlung noch nicht zugelassen, kann aber von erfahrenen Ärzten bei korrekter Indikation eingesetzt werden)
- Clonazepam (Rivotril®) → kann wie bei jüngeren auch bei alten Menschen in der gleichen niedrigen Dosierung → 3–3–5 Tropfen/Tag (1,1 mg) bei einschießenden Schmerzen eingesetzt werden.

Tab. 7.1: Nebenwirkungen und Kontraindikationen von Antikonvulsiva

Antikonvulsivum	Nebenwirkung	Kontraindikation
Carbamazepin	Übelkeit, Erbrechen Ataxie, allergische Hautveränderungen, Schwindel	AV-Block schwere Funktionsstörungen von Leber und Niere Pankreatitis
Gabapentin	Müdigkeit, Ödeme Schwindel, Mundtrockenheit	
Clonazepam	Müdigkeit	Glaukom

Antidepressiva

Die Indikation der antidepressiven Koanalgetika sind neuropathische Schmerzen mit brennendem Charakter, die z. B. bei postzosterischer Neuralgie, Z. n. Bandscheiben-Op, Migräne, Spannungskopfschmerzen und Tumorschmerzen auftreten können. Aus der Gruppe der Antidepressiva besitzen die trizyklischen eine *analgetische Eigenschaft,* die von der antidepressiven unabhängig ist (Feinmann 1985). Das äußert sich einerseits dadurch, dass sich die analgetische Wirkung bei einer Dauertherapie rascher (nach 3–7 Tagen) als die antidepressive (nach 14–21 Tagen) ausbildet. Andererseits stellt sich die analgetische Wirkung im Allgemeinen bei niedrigeren Dosen ein als die antidepressive. Das gilt vor allem für neuropathische Schmerzen, während sich bei Kopf- und Tumorschmerzen die analgetische Wirkung nicht so eindeutig von der antidepressiven unterscheiden lässt. Amitriptylin (Saroten®) und Clomipramin (Anafranil®) haben sich bei der Behandlung von neuropathischen Schmerzen mit brennendem Charakter besonders bewährt. Bei Anwendung dieser Medikamente ist zu berücksichtigen, dass Amitriptylin stärker sedierend und Clomipramin stärker antriebssteigernd wirkt. Es empfiehlt sich deshalb, Clomipramin eher morgens und Amitriptylin, z. B. als Retardpräparat eher zur Nacht einzusetzen.

Therapie

- Amitriptylin (Saroten®) → 20–100 mg/Tag als Höchstdosierung → *bei alten Menschen* → vorsichtigere Steigerung
- Clomipramin (Anafranil®) → 20–100 mg/Tag als Höchstdosierung → *bei alten Menschen* → vorsichtigere Steigerung
- Doxepin (Aponal®) → 30–150 mg/Tag als Höchstdosierung → *bei alten Menschen* → vorsichtigere Steigerung
- Imipramin (Tofranil®) → 50–150 mg/Tag als Höchstdosierung → *bei alten Menschen* → vorsichtigere Steigerung

Tab. 7.2: Nebenwirkungen und Kontraindikationen von Antidepressiva

Antidepressivum	Nebenwirkung	Kontraindikation
Amitriptylin Clomipramin Doxepin Imipramin	Mundtrockenheit, Akkommodationsstörungen, Tachykardie, Miktionsstörung, Obstipation, Kreislaufregulationsstörungen, Sedierung, Schwindel, Schlafstörung, Senkung der Krampfschwelle → Vorsicht bei Anfallsleiden!	Glaukom, Prostatahypertrophie, akuter Myokardinfarkt, schwere Störungen der Leber- und Nierenfunktion

⚙ **Merke**

Bei *anhaltenden* Nebenwirkungen wie Müdigkeit und Schwindel sollte auf eine Dauertherapie mit Antidepressiva verzichtet und auf ein anderes Medikament, wie z. B. ein Opioid umgestellt werden. Kortikosteroide und Bisphosphonate *(siehe Kapitel 8.1)* können gleichermaßen unter Berücksichtigung der Nebenwirkungen auch für ältere Patienten eingesetzt werden; die Begleitmedikamente wie z. B. Laxanzien und Antiemetika ebenfalls.

Tab. 7.3:   Koanalgetika

Indikation	Koanalgetikum	Beispiele
Brennschmerz, Dys-, Parästhesien	Antidepressiva	Saroten®, Aponal®, Anafranil®, Tofranil®
Neuropathische Schmerzen, Paroxysmen	Antikonvulsiva	Tegretal®, Neurontin®, Lyrica® Rivotril®
Nervenkompression, Hirndruck, Leberkapselschmerz	Kortikosteroid	Fortecortin®
Kolikschmerz	Spasmolytikum	Buscopan®
Myalgie	Muskelrelaxans	Musaril®
Hyperkalzämie	Bisphosphonate	Ostac®, Aredia®,
Knochenmetastasen		Bondronat®
Osteoporose		Fosamax®

Tab. 7.4:   Begleitmedikamente

Indikation	Begleitmedikamente	Beispiele
Obstipation	Laxanzien	Bifiteral®, Laxoberal®, Agiolax®, Mikroklist®, Movicol®
Übelkeit, Erbrechen	Antiemetika, Neuroleptikum Antihistaminikum	Paspertin®, Vomex A®, Haldol® Valoid®
Ulkusprophylaxe	Prostaglandinderivat	Antra®, Omeprazol®
Schlafstörungen	Hypnotikum	Valium®
Angst	Neuroleptikum	Neurocil®

7.7.2 Nichtopioidhaltige Analgetika

Die Anwendung von Paracetamol stellt beim Alterspatienten eine sichere Nichtopioidtherapie dar *(vgl. auch Kapitel 8.2)*. Zu beachten ist jedoch die verlängerte Halbwertszeit bei chronischer Lebererkrankung. Cave: unerkannter Alkoholismus!

Metamizol ist ebenfalls ein sicheres Analgetikum. Als Nebenwirkungen können bei allen Altersgruppen Blutbildveränderungen, allergische Reaktionen und bei schneller i. v.-Injektion Blutdruckabfall auftreten.

Die Verabreichung der Nichtsteroidalanalgetika (NSAID) weist für ältere Patienten mit altersbedingten Begleiterkrankungen ein deutlich erhöhtes Risiko in der Langzeittherapie auf. Zur Risikogruppe zählen Patienten mit

- durch Diuretika bedingten Flüssigkeitsverlust
- Herzinsuffizienz in Verbindung mit Stauungslunge
- eingeschränkter Nierenfunktion
- Leberzirrhose.

Folgende Nebenwirkungen treten häufig bei geriatrischen Patienten unter einer NSAID-Medikation auf:

 Gefahren und Komplikationen
- Gastrointestinale Symptome → Ulkus, Magenbluten
- eingeschränkte Nierenfunktion
- akutes Nierenversagen.

 Merke
Aufgrund der potenziellen Organtoxizität von NSAID beim Alterspatienten ist eine strenge Indikation für eine Medikation mit Nichtsteroidalanalgetika erforderlich!

7.7.3 Opioide

Opioide finden ihren Einsatz bei mittelstarken bis starken tumorbedingten Schmerzen *(vgl. auch Kapitel 8.3)*. Bei nichttumorbedingten Schmerzen ist eine Verordnung von Opioiden gleichermaßen gerechtfertigt. Sie stellen beim Alterspatienten durchaus eine sinnvolle therapeutische Alternative zu einer Medikation mit NSAID dar. Die Verabreichung sollte zwar nach festem Zeitschema vorgenommen, jedoch den individuellen Bedürfnissen des Patienten angepasst werden. Eine Tabletteneinnahme kann z. B. regelmäßig nach dem Aufstehen oder nach den Mahlzeiten vorgenommen werden.

Für die Dauermedikation werden beim älteren Schmerzpatienten vorzugsweise Opioide in Retardform (Wirkdauer 8–72 Stunden) eingesetzt, die ausreichend lange Einnahmeintervalle und gleichzeitig einen zusammenhängenden Nachtschlaf gewährleisten können, der nicht durch Analgetikaeinnahmen unterbrochen werden muss und nicht zuletzt zur Patientencompliance beitragen.

 Empfehlungen

- Individuelle Indikationsstellung unter Abwägung von Nutzen und Risiko
- Medikamenteneinnahme den individuellen Bedürfnissen des Patienten anpassen
- Therapiebeginn mit reduzierter Dosis
- Dosisanpassung im Laufe der Behandlung → „Dosistitration am Schmerz"
- Zusatzmedikation in nicht retardierter Form bereitstellen → z. B. Tramal®-Tropfen (WHO-Stufe II), Sevredol® Tabletten (WHO-Stufe III).

 Merke
Körpergröße und -gewicht sind keine Parameter für die Anfangsdosierung von Opioiden!

Schwache Opioide
Aus der Medikamentengruppe der schwachen Opioide *(siehe Kapitel 8.3.1)* haben sich besonders für den alten Patienten Tilidin-Naloxon (Valoron®N, Findol®) und Tramadol (Tramal®, Tramundin®) bewährt.

Starke Opioide
Zu den starken Opioiden *(siehe Kapitel 8.3.2)*, die für geriatrische Patienten geeignet sind, zählen folgende Medikamente:

Therapie

- Transdermales Fentanyl (Durogesic®SMAT) → wird als Pflaster auf die Haut aufgeklebt *(siehe Kapitel 8.3.2.4)*
- Morphin in verschiedenen Applikationsformen, z. B. als Retardtablette, Suppositorien, Lösung oder Granulat
- Oxycodon (Oxygesic®)
- Hydromorphon (Palladon®) → für ältere Patienten wegen der niedrigeren Plasmaeiweißbindung günstig
- Levomethadon (L-Polamidon®) → für ältere Patienten aufgrund der langen Halbwertszeit mit Vorsicht einzusetzen → verzögernd auftretende Toxizität!

Warnung

Zu den in der Therapie chronischer Schmerzen eher ungeeigneten starken Opioiden zählen:

- Pethidin (Dolantin®) liegt nur als parenterale Applikationsform vor → kann Krampfanfälle auslösen → häufige i. m.-Injektionen führen aufgrund der altersbedingten verminderten Muskelmasse zu Gewebereizungen oder Fibrose
- Pentazocin (Fortral®) → kann psychotische Effekte, wie Verwirrtheit oder Halluzinationen auslösen
- Piritramid (Dipidolor®) → liegt nur als parenterale Applikationsform vor.

Die häufigsten Nebenwirkungen einer Opioiddauertherapie sind, wie in *Kapitel 8.1* beschrieben, Müdigkeit, Sedierung, Übelkeit, Erbrechen und Obstipation, die jedoch in der Regel mit entsprechenden Begleitmedikamenten behandelt werden können *(siehe Tabelle 7.4)*.

Die *Obstipation* ist unter der Gabe von Opioiden häufig ein hartnäckiges Problem. Es sollte prophylaktisch regelmäßig ein *Laxans* verordnet werden. Bei der Applikation eines Fentanyl-Pflasters nimmt der Laxanzienverbrauch jedoch deutlich ab (Kulbe et al. 1997). Da viele ältere Patienten ihre eigene Methode zur Behandlung der Obstipation entwickelt haben, werden neue Methoden oftmals abgelehnt. Es empfiehlt sich daher, soweit wie möglich, die „altbewährte Methode" weiterzuführen.

Schwere Nebenwirkungen unter Opioiden sind auch bei älteren Patienten sehr selten, wenn die Analgetika in einer der Schmerzstärke angepassten Dosierung verordnet werden. Atemdepression, Sucht- oder Toleranzentwicklung sind bei korrekter Therapie nicht zu befürchten.

Empfehlungen

- Bei therapieresistenten Nebenwirkungen und/oder unzureichender Analgesie → Umstellung auf ein anderes Opioid oder eine andere Applikationsform, wie z. B. eine subkutane Opioiddauerinfusion oder eine rückenmarksnahe Opioidapplikation *(siehe Kapitel 10).*

Die Behandlung von Schmerzsyndromen im Alter, insbesondere von Tumorschmerzen, stellt an alle um den Patienten bemühten Personen hohe Anforderungen. Um erfolgreich zu sein, verlangt die Durchführung einer solchen Schmerztherapie umfangreiche Kenntnisse der Physiologie bzw. der altersbedingten Veränderungen, der Pharmakologie und Grundkenntnisse im psychosozialen und seelsorgerischen Bereich. Die Pflege des alten Menschen beruht nicht nur auf pflegerischen Verrichtungen und Fertigkeiten, sondern beinhaltet eine ganzheitliche Sicht, die den Patienten als „Ganzes" wahrnimmt und auch die Familienangehörigen und Freunde integriert. Durch die Vielschichtigkeit der altersbedingten Erkrankungen kommt es zu häufig wechselnden Symptombildern, die durch gezielte Krankenbeobachtung erkannt werden können und eine gewisse Einschätzung des Krankheitsverlaufs ermöglichen. Daraus können im therapeutischen Team folgerichtige Handlungsweisen für die weitere Behandlung abgeleitet werden. Denn gerade die Krankenbeobachtung und das Erkennen der Bedürfnisse durch nonverbale Verhaltensweisen hat in der Schmerzbehandlung des älteren Menschen aufgrund der mangelnden wissenschaftlichen Erkenntnisse einen hohen Stellenwert. Das Thesenpapier des interdisziplinären Arbeitskreises „Schmerz im Alter" der DGSS lässt jedoch hoffen, dass im Laufe der nächsten Jahre folgende Feststellung von Liebeskind und Melzack aus dem Jahre 1987 nicht mehr länger Gültigkeit haben wird: „Schmerzen werden bei denjenigen am schlechtesten behandelt, die ihnen am schutzlosesten ausgeliefert sind – bei kleinen Kindern und bei älteren Menschen."

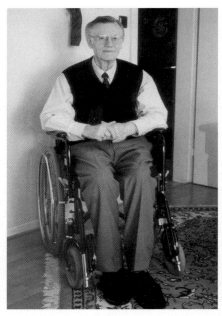

Abb. 7.4:   82-jähriger Patient mit Z. n. Polytrauma

Literatur

Loick G, Radbruch L, Petzke F, Lehmann KA (1996) Tumorschmerztherapie bei geriatrischen Patienten im Vergleich mit
jüngeren Patienten. Der Schmerz Suppl. 1

Pollison RP (1987) Selecting a NSAR for elderly patients. Hos.
Ther. 12: 17–32

Portenoy RK, Foley KM (1986) Chronic use of opioids analgesics in
non-malignant pain: report of 38 cases. Pain 25: 171–176

Thomm M (2001) Besonderheiten der Schmerztherapie beim alten
Menschen. Intensiv 9: 115–124, Georg Thieme Verlag, Stuttgart
New York

8 Medikamentöse Schmerztherapie

Die Weltgesundheitsorganisation (WHO) hat 1986 Grundregeln zur Therapie von Tumorschmerzen erarbeitet. Diese WHO-Richtlinien sind in vielen Untersuchungen bestätigt worden und haben wesentlich zur Akzeptanz und zur Verbreitung einer einfachen und wirksamen Schmerztherapie beigetragen. Der Arbeitskreis „Tumorschmerz" der Deutschen Gesellschaft zum Studium des Schmerzes (DGSS) in Zusammenarbeit mit der Deutschen Gesellschaft für Palliativmedizin (DGP) und die Arzneimittelkommission der Deutschen Ärzteschaft haben 1996 diese Grundregeln überarbeitet, die bei richtiger Indikationsstellung auch für Nicht-Tumorschmerzpatienten gelten. Die *systemische Pharmakotherapie* gilt heute als wichtigstes Behandlungsverfahren beim chronischen Schmerz. Ihre Effektivität hängt jedoch von der Einhaltung einiger elementarer *Regeln* ab:

- Einsatz der Medikamente „nach der Uhr"
- nicht invasive Applikation (oral, transdermal)
- Einnahme nach Stufenplan
- Therapie von Nebenwirkungen
- individuelle Anpassung für den Patienten.

Der Einsatz der Analgetika „nach der Uhr" bedeutet eine regelmäßige Medikamentenapplikation nach festem Zeitschema.
Der Applikationsrhythmus wird der Wirkungsdauer der eingesetzten Pharmaka angepasst. Üblicherweise erhält ein Patient mit akut auftretenden Schmerzen sein Analgetikum nach Bedarf, d. h. bei Wiederauftreten seiner Schmerzen. Diese Verfahrensweise ist gerade bei chronischen Schmerzpatienten abzulehnen, da sie keine dauerhafte Schmerzfreiheit bewirkt und zu einem suchtähnlichen Verhalten führen kann.
Die nicht invasive (orale oder transdermale) Medikamenteneinnahme als Applikationsmodus der Wahl bewahrt die Selbstständigkeit und Unabhängigkeit des Patienten.

Zweck eines Stufenplanes ist es, systematisch mit dem geeigneten Analgetikum vorzugehen. Auf diese Weise ist ein schnelleres und wirkungsvolleres therapeutisches Vorgehen möglich. Der Stufenplan umfasst drei Stufen.

Tab. 8.1:   WHO-Stufenplan

Stufe I	Nichtopioidhaltige Analgetika, z. B. Metamizol, Paracetamol oder Naproxen
Stufe II	Schwache Opioide + Nichtopioidanalgetika, z. B. Tramadol, Tilidin-Naloxon oder Dihydrocodein + Metamizol, Paracetamol oder Naproxen
Stufe III	Starke Opioide + Nichtopioidanalgetika, z. B. Morphin oder Fentanyl-TTS + Metamizol, Paracetamol oder Naproxen

In der Praxis wird für jeden Patienten ein *individueller Therapieplan* erstellt, der, unter Beachtung der Einschlaf- und Aufwachzeit des Patienten, die Einnahmezeitpunkte der verschiedenen Medikamente vorgibt. Nach Möglichkeit sollten retardierte Analgetika verordnet werden, die die Einnahmefrequenz deutlich verringern. Möchte der Patient jedoch Tropfen einnehmen, die nur in nichtretardierter Form vorliegen, kann durch Verdopplung der Abendmedikation versucht werden, die strikte Einhaltung etwa einer 4-stündlichen Gabe zu umgehen. Dieses Vorgehen kann eine ungestörte Nachtruhe ermöglichen. Bei allen Tumorschmerzen sollte immer eine *Zusatzmedikation* des Opioids für den Bedarfsfall verordnet werden. Bei nichttumorbedingten Schmerzen sollte in der Regel auf eine Opioid-Zusatzmedikation verzichtet werden. Nur im besonderen Einzelfall kann in der Titrationsphase unter engmaschiger Kontrolle und regelmäßiger Schmerzmessung eine Zusatzmedikation verordnet werden.

 Merke

- Chronischer Schmerz erfordert eine Dauertherapie
- nicht invasive Medikation, nach Möglichkeit Retardpräparate (Wirkdauer oral 12–24 Std., transdermal im Regelfall 72 Std.)
- parenterale Applikation nur bei Indikation

- regelmäßige Gabe nach festem Zeitschema, nicht bei Bedarf!
- individuelle Dosierung
- Analgetikawechsel nach Stufenplan
- Zusatzmedikation für den Bedarfsfall
- Erläuterung des Therapieplanes
- regelmäßige Kontrolle auf Wirkung und Nebenwirkungen.

8.1 Adjuvanzien

Hier muss zunächst zwischen *Begleitmedikamenten* und *Koanalgetika* unterschieden werden. Erstere dienen der Prophylaxe oder Behandlung von Nebenwirkungen, letztere der Ergänzung der analgetischen Therapie.

Die häufigsten Nebenwirkungen einer Opioidtherapie sind Übelkeit, Erbrechen und Obstipation. Aus diesem Grund ist bei den meisten Patienten eine Begleitmedikation mit einem Antiemetikum und einem Laxans erforderlich.

Der Patient sollte darüber aufgeklärt werden, dass die Nebenwirkungen wie Übelkeit, Erbrechen und Sedierung initial und bei Dosisänderung auftreten können, sodass im Laufe der Behandlung die Begleitmedikamente abgesetzt werden können. Die Obstipationsprophylaxe muss in der Regel bei oraler Opioidgabe weitergeführt werden. Bei der transdermalen Therapie kann das Laxans nach einer Studie von Kulbe et al. (1997) deutlich reduziert oder sogar abgesetzt werden.

Als Koanalgetika werden Medikamente zusammengefasst, die nicht zur Gruppe der Analgetika gehören, die aber in speziellen Fällen zu einer Schmerzreduktion führen können. Ihre Effektivität kann hierbei die der Analgetika ergänzen, jedoch nur selten ersetzen.

Therapie
- Antiemetika *siehe Kapitel 5.2.3*
- Laxanzien *siehe Kapitel 5.2.4* → Obstipation
- Kortikosteroide (Fortecortin®) → erhöhter Hirndruck, Organkapseldehnung, Lymphödem, Weichteilinfiltrationen
- Antikonvulsiva (Tegretal®, Rivotril®, Neurontin®, Lyrica®) →

Deafferenzierungsschmerzen (einschießend), Krampfanfall z. B. bei Hirnmetastasen

- Antidepressiva (Saroten®, Anafranil®) → neuropathische Schmerzen (Brennschmerzen)
- Bisphosphonate (Ostac®, Aredia®, Bondronat®) → Knochenschmerzen
- Protonenpumpenhemmer (Antra®) → Ulkusprophylaxe
- Benzodiazepine (Valium®, Tavor®) → Schlafstörungen, Angst.

8.2 Nichtopioidhaltige Analgetika

Diese Medikamente wurden früher auch als peripher oder antiphlogistisch wirksame Schmerzmittel bezeichnet. Eine Monotherapie ist nur bei einem kleinen Teil der chronischen Schmerzpatienten ausreichend wirksam. Nichtopioide bilden jedoch die Basis nahezu jeder medikamentösen Schmerzbehandlung.

Lidocain Pflaster (Lidoderm®)

Definition
Lidoderm® ist ein Arzneimittel in Form eines Pflasters, das mit 0,5 %iger Lidocainlösung angereichert ist. Lidocain ist ein Lokalanästhetikum, das seit vielen Jahren im anästhesiologischen bzw. zahnärztlichen Bereich zur Schmerzlinderung eingesetzt wird. Es lindert nicht nur die Schmerzen (ohne die Haut zu betäuben), sondern verringert auch die sehr schmerzhafte und unangenehme Allodynie, indem es als Barriere gegen Schmerzauslöser wie z. B. Kleidung dient.

Das Medikament kann jedoch nur über die Auslandsapotheke aus den USA und der Schweiz bezogen werden. In Europa wird zurzeit eine klinische Studie durchgeführt, um die Zulassung des Medikaments auch in anderen europäischen Ländern zu ermöglichen.

Indikation
Neuropathische Schmerzen *siehe Kapitel 3.2.2* insbesondere die postzosterische Neuralgie *siehe Kapitel 6.2*.

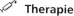

Therapie

In Abhängigkeit von der Größe des betroffenen Hautareals können maximal 3 dieser Pflaster bis zu 12 Stunden innerhalb eines Zeitraumes von 24 Stunden angewendet werden.

Gefahren und Komplikationen

- Lokalisierte Reaktionen wie Hautausschlag an der Applikationsstelle
- Schwellungen

Nach Entfernen des Pflasters klingen die Reaktionen nach kurzer Zeit spontan ab.

Merke

- Bei vorschriftsmäßiger Anwendung → geringer Anstieg der Blutplasmakonzentration
- Kein Auftreten von therapiebedingten Nebenwirkungen wie Schwindel, Ohrensausen, Kribbeln, Benommenheit, Herzrhythmusstörungen (Cave: i. v.-Applikation!)
- Größe des Pflasters → 9 x 13 cm, kann auf die benötigte Größe entsprechend des schmerzhaften Hautareals zurechtgeschnitten werden.

Merke

Die Analgetika, *siehe Tab. 8.2 Seite 138*, (4) bis (10) sind Substanzen der Gruppe der Nichtsteroidalanalgetika (NSAID), auch Antirheumatika genannt. Sie werden bei Periost-Knochenschmerzen, Weichteilschmerzen und viszeralen Schmerzen eingesetzt. Bei einer NSAID-Dauertherapie sollte zur Ulkusprophylaxe ein Magenschutz verordnet werden.

Die Analgetika (9) und (10) gehören zwar zur Gruppe der NSAID, sind jedoch selektive COX-2-Hemmer, sodass auf eine Ulkusprophylaxe verzichtet werden kann. Regelmäßige Kontrollen der Leber- und Nierenparameter.

Tab. 8.2: Nichtopioidhaltige Analgetika (Stufe I)

Präparat	Einzeldosis (mg)	Wirkungs-dauer (h)	Tagesdosis (g/mg)
Acetylsalicylsäure (1)	500–1000	4–6	3–6 g
Paracetamol (2)	500–1000	4–6	3–6 g
Metamizol (3)	500–1000	4–6	6 g
Flurbiprofen (4)	50–100	4–6	300 mg
Diclofenac (5)	50–100	4–6	150–300 mg
Ibuprofen (6)	400–600	6–8	1800–2400 mg
Naproxen (7)	250–500	8–12	1000–1500 mg
Meloxicam (8)	7,5–15	12–24	7,5–15 mg
Celecoxib (9)	100–200	24	100–200 mg
Valdecoxib (10)	10–20	24	20 mg

(1) → Aspirin®; (2) → Paracetamol®; (3) → Novalgin®; (4) → Froben®;
(5) → Voltaren®; (6) → Imbun® ; (7) → Proxen ret.®; (8) → Mobec®;
(9) → Celebrex®; (10) Bextra®

Tab. 8.3: Schwache Opioidanalgetika (Stufe II)

Präparat	Einzeldosis (mg)	Wirkungs-dauer (h)	Tages-dosis (mg)
Kodein (1)	30–100	4	400
Dihydrokodein ret. (2)	60–180	8–12	360
Tramadol (3)	50–100	4	600
Tramadol retard (4)	50–200	8–12	600
Tramadol SL (5) (schnell + lang)	100	ab ca. 20 Min. bis 12 Std.	600
Tilidin-Naloxon (6)	50–100	4	600
Tilidin-Naloxon (7)	50–200	8–12	600

(1) → Codeinum phosphor. Compretten®; (2) → DHC Mundi-pharma®; (3) → Tramundin®, Tramal®; (4) → Tramundin® retard, Tramal® long; (5) → Tramundin® SL; (6) → Findol® N; Valoron® N; (7) → Valoron® N retard

8.3 Opioide

Opioide stellen die wichtigste Medikamentengruppe in der Therapie chronischer Schmerzen dar. Da bereits nach einem halben Jahr nur noch etwa 6 % der Tumorschmerzpatienten durch die Gabe von Nichtopioidanalgetika, insbesondere bei Fortschreiten der Tumorerkrankung, ausreichend behandelt sind, ist die zusätzliche Therapie mit Opioiden erforderlich. Diese Kombination führt zu einer stärkeren Schmerzreduktion, als mit den Einzelsubstanzen möglich (Grond et al. 2002).

8.3.1 Schwache Opioide

In der Medikamentengruppe der schwachen Opioide herrscht ein breites Angebot, doch sind viele der Substanzen für die Therapie chronischer Schmerzen ungeeignet. Aufgrund der weltweiten Verfügbarkeit nennt die WHO als wichtigste Vertreter dieser Gruppe das Kodein und das Dextropropoxyphen. Letztere Substanz ist in Deutschland nur als Retardtablette erhältlich und wird wegen der geringen analgetischen Potenz nur wenig verwendet. Dagegen hat sich als weitere Alternative besonders Tramadol bewährt, welches in sämtlichen Applikationsformen, auch als Retardtablette, zur Verfügung steht, weiterhin Tilidin-Naloxon und Dihydrokodein. Die Substanzen Tramadol und Dihydrokodein sind als teilbare Retardtabletten ohne Verlust der Retardeigenschaften verfügbar. Im Hinblick auf die Hauptnebenwirkungen, vor allem Obstipation, bestehen starke Ähnlichkeiten zu Kodein, was auch vergleichbare Nachteile ergibt.

 Merke

Alle genannten Substanzen sind zentral wirksam. Sie unterliegen in den im Handel verfügbaren Zubereitungen *nicht* der Betäubungsmittelverschreibungsverordnung (BtMVV).

8.3.2 Starke Opioide

Wird durch die Kombination nichtopioidhaltiger Analgetika und schwacher Opioide der chronische Schmerz nicht oder nicht mehr beherrscht, kombiniert man in der dritten Stufe des WHO-Stufenplans das Nichtopioidanalgetikum mit einem starken Opioid.

Die Verwendung derartiger Medikamente sollte bei dieser Patientengruppe nicht zögerlich erfolgen. Dass dennoch in sehr vielen Fällen die Anwendung starker Opioide unterbleibt, liegt daran, dass die Nebenwirkungen, z. B. Atemdepression, Toleranz- und Suchtentwicklung, von den meisten Patienten und behandelnden Ärzten gefürchtet werden. Ein weiterer Grund ist der Rezeptierungsmodus, da starke Opioide der BtMVV unterliegen.

Bei schmerzfreien Patienten ist die Atemdepression durch Opioide immer nachweisbar, spielt bei klinisch richtiger Anwendung am Schmerzpatienten jedoch keine Rolle.

Obwohl sich im Experiment nachweisen lässt, dass bei wiederholter Gabe von Opioiden die schmerzlindernde Wirkung abnimmt, sieht man dieses Phänomen bei der Behandlung von chronischen Schmerzpatienten selten. Eine Erklärung dieser Diskrepanz ist zurzeit nicht möglich. Bei sorgfältiger Dosierung können starke Opioide lange Zeit ohne Toleranzentwicklung eingesetzt werden.

Psychische Abhängigkeit im Sinne der Suchtgefahr tritt bei chronischen Schmerzpatienten bei regelrechter Therapie nicht ein, *siehe Kapitel 3.4.3.* Ihr Verlangen nach dem Medikament ist kein Verlangen nach den psychotropen Effekten des Opioids, sondern nach seiner schmerzstillenden Wirkung. Die unbegründete Angst vor Sucht darf demnach kein Grund mehr sein, Schmerzpatienten Opioide vorzuenthalten.

 Merke

Die Verordnung von Opioiden *„bei Bedarf"* und in unzureichender Dosierung kann zu suchtähnlichem Verhalten bei Schmerzpatienten führen!

 Merke

- Keine Scheu vor Applikation starker Opioide!
- Opioidgabe bei mittelstarken bis starken Tumorschmerzen
- nach sorgfältiger Indikationsüberprüfung Opioidapplikation auch bei Nichttumorschmerzpatienten, nach Möglichkeit Retardpräparate

Tab. 8.4:   *Starke Opioidanalgetika (Stufe III)*

Präparat	Einzeldosis (mg)	Wirkungsdauer (h)
Morphinlösung	5[a]	4
Morphinsulfat (1)	10[a]	4
Morphin retard (2)	10[a]	8–12
Morphin retard (3)	30[a]	12–24
Buprenorphin (4)	0,2–1[b]	8–12
Transdermales Buprenorphin (5)	0,8–1,6[b]	im Regelfall 72
L-Methadon (6)	2,5[b]	6–8
Transdermales Fentanyl (7)	0,3–12 mg/Tag[a]	im Regelfall 72
Fentanyl Lutschtabl. (8)	200 µg/Std.[a]	4
Oxycodon (9)	5[a]	8–12
Hydromorphon (10)	4[a]	12
Hydromorphon (11)	1,3[a]	4

(1) → Sevredol®, MSR Supp.; Morphin Merck Tr.®; (2) → MST Mundipharma®, MST® Retard-Granulat; M® long; (3) → MST® Continus; (4) → Temgesic® sublingual Tabl.; (5) → Transtec®; (6) → L-Polamidon®; (7) → Durogesic®SMAT Pflaster; (8) → Actiq® Lutschtablette; (9) → Oxygesic®; (10) → Palladon®retard; (11) → Palladon®

[a] Obergrenze nicht definiert

[b] Obergrenze nicht definiert; Steigerung bis Wirkungseintritt bzw. bis zum Auftreten von Nebenwirkungen

- bei einer Opioiddauertherapie prophylaktische Laxanzien- und/oder Antiemetikagabe
- initiales Auftreten von Müdigkeit
- initiales Auftreten von Übelkeit
- regelmäßige Blutdruck- und Pulskontrollen, ggf. Messen der Atemfrequenz
- Patientenbeobachtung
- Symptomkontrolle
- Dokumentation der Schmerzmittelapplikationen

- Patienten und Angehörige auf die Notwendigkeit der ärztlichen Verordnung hinweisen
- bei Schmerzattacken sofortige Gabe der Zusatzmedikation ($^1/_6$–$^1/_{12}$ der Tagesdosis)
- durch Strahlen- oder Chemotherapie kann sich das Schmerzniveau verringern → sorgfältige und regelmäßige Schmerzmessungen; evtl. Reduktion bzw. Absetzen der Opioidtherapie (Cave: Überdosierung)
- bei ambulanten Patienten regelmäßige Kontrolltermine zur Therapieüberprüfung vereinbaren.

8.3.2.1 Morphintitration

Die Morphindosisfindung zur Schmerzbehandlung erfolgt in bestimmten Schritten. Die übliche Initialdosis liegt bei 30–60 mg Morphin/Tag. Bei einer Vorbehandlung mit z.B. 600 mg Tramadol/Tag liegt die Anfangsdosis bei ca. 60 mg Morphin/Tag. Bei Patienten mit stärksten Schmerzen oder vorhergehender Therapie mit anderen hochpotenten Opioiden kann die Initialdosis wesentlich höher liegen. Die Dosis wird so lange schrittweise erhöht, bis Schmerzlinderung erzielt ist (Titrationsvorgang). Es sollen in jedem Fall Dosiserhöhungen und keine Verkürzungen des Einnahmeintervalls vorgenommen werden.

Bei Tumorschmerzpatienten sollte zusätzlich zur regelmäßigen Therapie eine Bedarfs- oder Zusatzmedikation (nicht retardiert) verordnet sein, die bei Schmerzzunahme oder Schmerzattacken jederzeit ohne Rücksprache eingenommen werden kann. Die Zusatzmedikation beträgt $^1/_6$–$^1/_{12}$ der Tagesdosis.

8.3.2.2 Therapiepläne

Die nächsten Abbildungen zeigen exemplarische Therapiepläne für die stationäre und ambulante Behandlung auf.
- Der Plan sollte, *wie Abb. 8.1 auf Seite 143* zeigt, einen Vermerk über Art und Indikation von Zusatzmedikationen enthalten, die der Patient nach eigenem Ermessen bei Bedarf einnehmen kann.

Schmerzbogen (Dauermedikation) Name: _Fernandez_ Vorname: _Apr_

Dat.	Stop	HZ Arzt	Dosis	Medikamente (Nr.)	Applikation	Zeit						Zeit Nr. 17.9.
17.9		Ra	25 µg	Durogesic @SMAT 1 Pflaster / 3 Tage	trans = dermal							2.00
												4.00
17.9		Ra	200 mg	Celebrex	oral	1		1				6.00
												8.00
17.9		Ra	50 mg	Valoid	oral	1		1				10.00
												12.00
												14.00
												16.00
												18.00
												20.00

Schmerzbogen (Zusatzmedikation) Name _Fernandez_ Vorname _Apr_

Dat.	Stop	HZ	Dosis	Medikamente / Indikationen	Applikation				
17.9		Ra	200 µg	Actiq Lutschtbl. bei Schmerzattacken inhalieren so oft wie nötig	trans =	Dat./S 17.9.			
						Zeit 8⁰⁰ 12⁴⁵ 23⁰⁰			
						HZ R R R R			
						gehol. m m + +			
						Dat./S 18.9.			
						Zeit 9³⁰ 20⁰⁰ 22⁰⁰			
						HZ R R R			
						gehol. + + m			
						Dat./S			
						Zeit			
						HZ			
						gehol.			
						Dat./S			
						Zeit			
						HZ			
						gehol.			

Abb. 8.1: Stationärer Therapieplan, Dauer- und Zusatzmedikation

143

Medikament	Einnahmezeiten						Indikation
	6:00 Uhr	10:00 Uhr	14:00 Uhr	18:00 Uhr	22:00 Uhr	2:00 Uhr	
Novalgin® Trpf	40	40	40	40	40	40	Schmerzmittel
Paspertin® Trpf	30		30		30		bei Übelkeit
Zusatzmedikation							
Paspertin® Trpf	30 Trpf						bei Übelkeit

Abb. 8.2: Therapieplan WHO-Stufe I

Medikament	Einnahmezeiten						Indikation
	6:00 Uhr	Uhr	14:00 Uhr	Uhr	22:00 Uhr	Uhr	
Proxen® 500 Tbl	1				1		Schmerzmittel
Tramal long® 100 Tbl	2				2		Schmerzmittel
Paspertin® Trpf	30		30		30		bei Übelkeit
Antra® 20 mg Tbl					1		Magenschutz
Zusatzmedikation							
Tramal® Trpf	20 Trpf						bei Schmerzen
Paspertin® Trpf	30 Trpf						bei Übelkeit

Abb. 8.3: Therapieplan WHO-Stufe II

Medikament	Einnahmezeiten						Indikation
	6:00 Uhr	Uhr	14:00 Uhr	Uhr	22:00 Uhr	Uhr	
Proxen® 500 Tbl	1				1		Schmerzmittel
MST® 100 Tbl	1				1		Schmerzmittel
Bifiteral® Sirup ml	10						Abführmittel
Antra® 20 mg Tbl					1		Magenschutz
Saroten® ret 25 Tbl					1		bei Brenn-schmerzen
Neurontin® 300 mg Tbl					1		bei einschie-ßenden Schmerzen
Zusatzmedikation							
Sevredol® 20 Tbl	1 Tbl						bei Schmerzen
Haldol® Trpf	5 Trpf						bei Übelkeit

Abb. 8.4:   Therapieplan WHO-Stufe III

Für den stationären Bereich wird ein Formular verwendet, das eine Kontrolle der zeitgerechten Applikation durch Abhaken oder Handzeichen (HZ) ermöglicht.

- Der Therapieplan *in Abb. 8.2* (WHO-Stufe I) ist für einen Patienten mit leichten Abdominalschmerzen bei Non Hodgkin Lymphom gedacht.
- Der Therapieplan *in Abb. 8.3* (WHO-Stufe II) stellt eine mögliche Lösung für eine Patientin mit mäßig starken Weichteilschmerzen bei metastasiertem Rektum-Ca dar. Zur Prophylaxe (cave: NSAID) werden ein Magenschutz und ein Antiemetikum verordnet (Begleitmedikation).
- Der Therapieplan *in Abb. 8.4* (WHO-Stufe III) zeigt ein Musterbeispiel für eine 51-jährige Patientin mit sehr starken Knochen-Periostschmerzen und Kompression des Nervenplexus bei metas-

Medikament	Einnahmezeiten						Indikation
	8:00 Uhr	12:00 Uhr	16:00 Uhr	20:00 Uhr	24:00 Uhr	4:00 Uhr	
MST® 10 Amp	$^1/_2$	$^1/_2$	$^1/_2$	$^1/_2$	$^1/_2$	$^1/_2$	Schmerzmittel
Novalgin® 1000 Amp	$^1/_2$	$^1/_2$	$^1/_2$	$^1/_2$	$^1/_2$	$^1/_2$	Schmerzmittel
Haldol® 2 Amp	1			1			bei Übelkeit
(über liegende							
subkutane Kanüle)							
Zusatzmedikation							
MST® 10 Amp	1 Amp subkutan						bei Schmerzen/Luftnot
Neurocil® 25 mg Amp	$^1/_2$ Amp intramuskulär						bei Unruhe/ Luftnot
Boro-Scopal® Trpf	3 Trpf sublingual						bei Luftnot/ Rasseln

Abb. 8.5:   Therapieplan WHO-Stufe III

tasiertem Mamma-Ca auf. Zur Behandlung der neuropathischen Schmerzen wird zusätzlich ein Antidepressivum, aufgrund der einschießenden Schmerzen ein Antikonvulsivum eingesetzt.

- Der Therapieplan *in Abb. 8.5* (WHO-Stufe III) ist ein Beispiel für einen präfinalen Patienten mit einem Bronchial-Ca. Da ein Patient im Finalstadium durch Schwäche nicht mehr ausreichend abhusten kann, sammelt sich rasch Bronchialsekret an, das zu lauten *Rasselgeräuschen* führen kann (Erstickungsgefahr!). Hier ist das Notfallmedikament Scopolamin (Boro-Scopal® Augentropfen, die sublingual verabreicht werden können) als sekretionshemmender Wirkstoff indiziert. Bei zunehmender Unruhe und starker Luftnot ist die intramuskuläre Injektion von $^1/_2$ Amp. (12,5 mg) Levomepromazin (Neurocil®) vorzunehmen *(siehe Kap. 5.2.7).*

8.3.2.3 Cannabinoide

Wenige Wirkstoffe werden derzeit so kontrovers diskutiert wie die pharmakologisch wirksamen Inhaltsstoffe der Hanfpflanze. In der öffentlichen Meinung wird Cannabis zum Teil mit ungerechtfertigter Sorge als „Einstiegsdroge" für eine Suchtkrankheit wahrgenommen, während andere Teile der Bevölkerung überoptimistisch auf ein Wundermittel zur Linderung unterschiedlicher Beschwerden hoffen. Hier muss sorgfältig differenziert werden zwischen Cannabis, das in einem Graubereich der Medizin eingesetzt wird, und dem verordnungsfähigen Dronabinol in therapeutischer Anwendung als Arzneimittel. Insbesondere die mit der Versorgung schwer kranker Patienten beauftragten Ärzte sind hier gefordert, kompetent aufzuklären. In den letzten Jahren finden die Cannabinoide therapeutische Anwendung bei verschiedensten Krankheitsbildern.

Die Hanfpflanze (Cannabis sativa L.) hat als Arzneimittel eine bemerkenswerte Tradition, die bis weit in die vorchristliche Zeit zurückreicht. Zwei Entdeckungen der 80er Jahre auf dem Gebiet der Grundlagenforschung haben dazu geführt, dass die Perspektive für die medizinische Anwendung der Cannabinoide erweitert wurde.

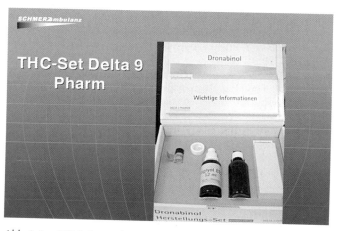

Abb. 8.6:   THC-Set Delta 9 Pharm

Indikationen
- Tumorkachexie
- Appetitanreger
- Antiemetikum
- Neuropathische Schmerzen, z. B. bei Querschnittpatienten
- Spastiken
- Tumorschmerzen in der Regel *als begleitende Opioidtherapie*

Neurologisch-psychiatrische Krankheitsbilder:
- Multiple Sklerose (MS) → antispastischer Effekt
- Tourette-Syndrom → Reduktion der Tics
- Fibromyalgie?

Merke
Ein appetitanregender Effekt tritt frühestens nach 10 bis 14 Tagen nach Einnahme ein!

Therapie
In der Einstellungsphase, besonders bei Palliativ-Patienten, die im fortgeschrittenen Tumorstadium unter Gewichts- und Flüssigkeitsverlust leiden, ist eine langsame Titration erforderlich.
- Dosierung bei Therapiebeginn in der Palliativmedizin: l Tropfen (0,83 mg) einer 2,5 % Dronabinol-Lösung 3x/Tag, solange aufdosieren bis ein Effekt erreicht wird oder Nebenwirkungen auftreten
- Dosierung bei Therapiebeginn bei sonstigen Erkrankungen → 2,5 mg bis 5 mg/Tag, Dosissteigerung sehr variabel und individuell → Erhaltungsdosis 20–40 mg/Tag

Gefahren und Komplikationen
- Albträume
- Verwirrtheit
- leichter Schwindel
- Sedierung
- Halluzinationen
- evtl. Apathie
- bei Auftreten von Übelkeit und Erbrechen → Hinweis der zu schnellen Aufdosierung

Empfehlungen

- Patienten, die mit Widerwillen ihre verordneten Opioide einnehmen, besonders sorgfältig aufklären, um Vorurteile abzubauen
- überzogene Erwartungen dämpfen
- bei onkologischen und Palliativ-Patienten → Therapieziele definieren
- Tropfen nicht mit Wasser oder Tee einnehmen, um Verluste durch Rückstände zu vermeiden (fettlösliche Substanz!)
- Aufbewahrung bei Raumtemperatur
- Dronabinol kann in Kapseln oder Tropfenform hergestellt werden in individueller Dosierung

 Merke

Ein Suizid ist mit Dronabinol nicht möglich (toxikologisch sichere Substanz)! Der schmerzlindernde Effekt von Dronabinol ist individuell sehr unterschiedlich. Oftmals sind die Patienten nicht beschwerdefrei, jedoch deutlich positiv in ihrer Lebensqualität beeinflusst bzgl. ihrer Stimmungslage und sozialer Aktivitäten.

8.3.2.4 Transdermale Opioidapplikation

Die Möglichkeit der transdermal (d. h. durch die Haut) erfolgenden Applikation eines Medikamentes ist nicht neu. In der Tumorschmerzbehandlung ist sie jedoch in Deutschland erst seit Ende 1995 gegeben. Das Medikament wird als Pflaster auf die Haut aufgeklebt. Seit Juni 1999 ist das Medikament auch für chronische Schmerzpatienten nichtmaligner Genese zugelassen.

Fentanyl-TTS-System

Das transdermale therapeutische System (TTS) ist als nichtinvasive parenterale Applikationsform für das potente Opioid Fentanyl (Durogesic®SMAT) erhältlich.
Nach Applikation des Pflasters wird der Wirkstoff Fentanyl über einen Zeitraum von 72 Stunden kontinuierlich über die Haut aufgenommen und in der Blutbahn resorbiert. Dieses Verfahren ge-

währt konstante Serumspiegel und somit eine gleichbleibende Analgesie.

Das TTS-System (Durogesic®SMAT) besteht aus zwei funktionalen Schichten, der Trägerfolie und der wirkstoffhaltigen Schicht. Auf der wasserundurchlässigen Trägerfolie befindet sich eine selbstklebende Polymer-Matrixschicht (D-Trans®-Technologie), in die der Wirkstoff Fentanyl eingebettet ist. Diese Matrixschicht ist durch eine Abziehfolie bedeckt, die vor dem Gebrauch aufgrund der S-Schlitzung einfach zu entfernen ist. Erst wenn das Matrix-Pflaster auf die Haut geklebt wird, dringt Feuchtigkeit aus der Haut in die Matrix ein, die dadurch aufquillt. Dies führt dazu, dass sich das Monomer-Geflecht ausdehnt und dadurch die Lücken im Geflecht größer werden. Somit kann nun pro Zeit und Kontaktfläche zur Haut eine definierte Menge Fentanyl aus der Matrix heraus in die Haut diffundieren. Für die *Freigabe des Wirkstoffes* ist daher *nicht* die Hautdurchblutung unter dem Pflaster der geschwindigkeitsbestimmende Schritt. Die entscheidende Hautschicht für die Resorption ist die äußere Schicht der Haut (Stratum corneum). Deshalb wird empfohlen, die Hautstelle, auf die das

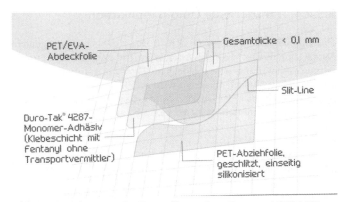

Abb. 8.7: Schematische Darstellung eines Durogesic®SMAT-Pflasters

Pflaster aufgeklebt werden soll, nicht mit einem Rasiermesser zu enthaaren, da dadurch das Stratum corneum zerstört wird und somit das Fentanyl zu schnell in die Blutzirkulation gelangen kann. Besser ist es, die entsprechende Hautstelle mit einer kleinen Schere von Haaren zu befreien.

Die Resorptionsrate kann jedoch durch äußere Wärmeeinwirkung gesteigert werden. Deshalb sollte keinesfalls ein Heizkissen über dem Pflaster platziert werden. Bei fiebernden Patienten kann die Resorption des Fentanyls ebenfalls erhöht werden.

Da die Oberseite des Matrix-Pflasters aus einer wasserundurchlässigen Trägerschicht besteht, kann es beim Duschen und Schwimmen getragen werden.

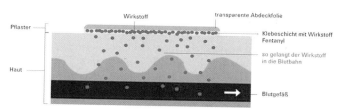

Abb. 8.8:   Wirkprinzip des Durogesic®SMAT-Pflasters

Fentanylindikation und Dosisfindung

Das transdermale Fentanyl hat seinen Einsatzbereich bei chronischen Schmerzpatienten. Aufgrund seiner hohen analgetischen Wirksamkeit kann es bei Tumor- und Nichtturmorschmerzpatienten gleichermaßen eingesetzt werden. Darüber hinaus bietet sich die Anwendung bei Patienten an, die unter Schluckstörungen, starker Übelkeit und Erbrechen leiden. Die Betroffenen profitieren in einem besonderen Maße von der transdermalen Applikation, da die Aufnahme des Wirkstoffs unabhängig von der Funktion des Gastrointestinaltraktes ist.

Fentanyl stellt ein stark wirksames Opioid dar und das Pflaster eine besonders einfach anzuwendende Applikationsform (Lehmann 1991). Die Therapieeinstellung muss mit der gleichen Sorgfalt erfolgen wie die auf orales Morphin. Die erste Applikation des Fentanylpflasters sollte unter ärztlicher Anleitung in der Praxis oder beim Hausbesuch erfolgen.

Für die initiale Einstellung haben sich drei Verfahren bewährt:
a) keine ausreichende Wirkung von Nichtopioiden (WHO-Stufe I), z. B. NSAID, Umstellung auf kleinstes Fentanyl-TTS (Abgaberate 12,5 µg/h) (WHO-Stufe III)
b) Umstellung von niederpotenten Opioiden (WHO-Stufe II) auf Fentanyl-TTS
c) Umstellung von hochpotenten Opioiden (WHO-Stufe III) auf Fentanyl-TTS.

Bei Patienten, die mit Metamizol oder Diclofenac vorbehandelt worden sind, wird die transdermale Therapie mit der kleinsten Pflastergröße 12,5 µg/h begonnen.
Bei Patienten, die mit niederpotenten Opioiden gemäß WHO- Stufe II vorbehandelt wurden, sollte die transdermale Therapie mit den kleinsten Pflastergrößen (12,5–25 µg/h) begonnen werden.

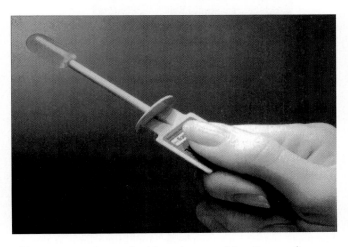

Abb. 8.9:   Actiq®-Lutschtablette (transmuköses Fentanyl)

Kurz nach der ersten Pflasterapplikation auf der Haut steigt der Fentanyl-Serumspiegel graduell an. Stabile Plasmaspiegel sind im Anschluss an die Erstapplikation nach 12–24 Stunden zu verzeichnen. Deshalb sollte in den ersten zwölf Stunden weiterhin das zuvor eingenommene Opioid in der gleichen Dosis und in den nächsten zwölf Stunden bedarfsorientiert in Form von schnellfreisetzendem Morphin, z. B. Morphinlösung oder Fentanyl-Lutschtablette, verabreicht werden.

Bei Patienten, die mit retardiertem Morphin gemäß WHO-Stufe III vorbehandelt wurden, wird der Fentanyl-Tagesbedarf anhand der Umrechnungstabelle errechnet.

Therapie

Ein mit oralem Morphin vorbehandelter Patient mit einer Tagesdosis zwischen 91–150 mg benötigt ein Pflaster mit einer Fentanylfreisetzung von 50 µg/h und einer Abgaberate von 1,2 mg/Tag. Bei der Applikation des ersten Pflasters muss gleichzeitig letztmalig die bisherige Dosis des retardierten Morphins gegeben werden.

Es stehen fünf verschiedene Größen mit unterschiedlichen Abgaberaten zur Verfügung. 12,5 µg/h (enthält 2,1 mg Fentanyl), 25 µg/h (enthält 4,2 mg Fentanyl), 50 µg/h (enthält 8,4 mg Fentanyl), 75 µg/h (enthält 12,6 mg Fentanyl), 100 µg/h (enthält 16,8 mg Fentanyl). Die relative Bioverfügbarkeit von einem transdermalen

Tab. 8.5: *Fentanyl-Dosisfindung anhand des Morphin-Tagesbedarfs*

Morphin oral (mg/Tag)	Fentanyldosis (mg/Tag)	Fentanyl-freisetzung (µg/Std.)	Absorptionsfläche (cm²)
bis 30	0,3	12,5	5,25
31– 90	0,6	25	10,5
91–150	1,2	50	21
151–210	1,8	75	31,5
211–270	2,4	100	42

Pflaster liegt bei 92 %. Die verschiedenen Stärken zeigen Dosisproportionalität. Benötigt der Patient eine höhere Dosis, muss man ein größeres Pflaster auswählen oder mehrere Pflaster applizieren.

Zu beachten ist, dass der Tumorschmerzpatient in der Titrationsphase jederzeit schnell wirksame Opioide einnehmen kann.

Um Verwechslungen auszuschließen, hat das Bundesinstitut für Arzneimittel den Handelsnamen Durogesic®SMAT 12 festgelegt, obwohl die Abgaberate des kleinsten Pflasters 12,5 µg/h beträgt. Das Durogesic®SMAT 12 ist zur Behandlung opioidpflichtiger

Indikation Durogesic® SMAT 12 µg/h:

„Chronische Schmerzen, die nur mit Opioidanalgetika ausreichend behandelt werden können, bei Patienten ab 2 Jahren."

Bei Erwachsenen

Sobald Opioide indiziert sind:
Durogesic® SMAT 12

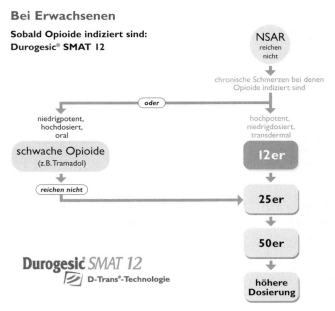

Abb. 8.10: Durogesic®SMAT 12: Einstellung bei Erwachsenen

Medikament	Einnahmezeiten						Indikation
	8:00 Uhr	Uhr	Uhr	20:00 Uhr	Uhr	Uhr	
Durogesic®SMAT 100 TTS	2 Pflaster alle 3 Tage						Schmerzmittel
Voltaren® dispers 50 mg	2			2			Schmerzmittel
Antra®Mups 20 mg				1			Magenschutz
Haldol® Trpf	5			5			bei Übelkeit
Movicol®	1–2 Btl						Abführmittel
Zusatzmedikation							
MST® 10 Amp via PEG	1 Amp subkutan						bei Schmerzen/Luftnot
Vomex®A Supp	1 Supp						bei Übelkeit/Erbrechen
Boro-Scopal® Trpf	3 Trpf sublingual						bei Luftnot/Rasseln

Abb. 8.11: Therapieplan WHO-Stufe III

Schmerzen bei Kindern ab 2 Jahren zugelassen. Hier gelten jedoch besondere Anwendungsvorschriften.

✐ Therapie

Ein Patient, der transdermal mit einem 25 µg/h Fentanylpflaster behandelt wird, benötigt 10 mg nicht retardiertes (schnell freisetzendes) orales Morphin als Zusatzmedikation. Bei 100 µg Fentanyl/h ist Morphin in einer Dosis von 20–40 mg oral angemessen. Nimmt der Patient die Zusatzmedikation bedarfsgemäß ein, kann dies zur Dosistitration genutzt werden. Die in 24 Stunden benötigte Morphinmenge wird addiert und gemäß Umrechnungstabelle auf die Fentanyl-TTS-Dosis umgerechnet. Um diese Dosis wird dann die bereits applizierte Fentanyldosis erhöht. Hat der Patient z. B. am Vor-

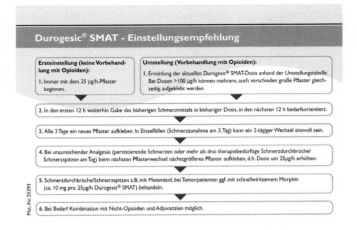

Durogesic® SMAT - Einstellungsempfehlung

Ersteinstellung (keine Vorbehandlung mit Opioiden):

1. Immer mit dem 25 µg/h-Pflaster beginnen.

Umstellung (Vorbehandlung mit Opioiden):

1. Ermittlung der aktuellen Durogesic® SMAT-Dosis anhand der Umstellungstabelle. Bei Dosen >100 µg/h können mehrere, auch verschieden große Pflaster gleichzeitig aufgeklebt werden.

2. In den ersten 12 h weiterhin Gabe des bisherigen Schmerzmittels in bisheriger Dosis, in den nächsten 12 h bedarfsorientiert.

3. Alle 3 Tage ein neues Pflaster aufkleben. In Einzelfällen (Schmerzzunahme am 3. Tag) kann ein 2-tägiger Wechsel sinnvoll sein.

4. Bei unzureichender Analgesie (persistierende Schmerzen oder mehr als drei therapiebedürftige Schmerzdurchbrüche/Schmerzspitzen am Tag) beim nächsten Pflasterwechsel nächstgrößeres Pflaster aufkleben, d.h. Dosis um 25µg/h erhöhen.

5. Schmerzdurchbrüche/Schmerzspitzen z.B. mit Metamizol, bei Tumorpatienten ggf. mit schnellwirksamem Morphin (ca. 10 mg pro 25µg/h Durogesic® SMAT) behandeln.

6. Bei Bedarf Kombination mit Nicht-Opioiden und Adjuvanzien möglich.

Mat.-Nr. 55293

Abb. 8.12: Opioidpflaster – Einstellung und Dosisanpassung

tag 6 Dosen zu je 20 mg oralen Morphins als Zusatzmedikation eingenommen, wird beim nächsten Pflasterwechsel zusätzlich zur bisherigen Fentanyldosis ein weiters System mit 50 µg/h aufgeklebt. Wird das TTS-System entfernt, muss mit einem langsamen Abfluten der Wirkstoffkonzentrationen (ca. 12–24 h) gerechnet werden, da aus dem Depot unter der Haut noch weiter das Medikament in den Blutkreislauf abgegeben wird. Im Regelfall kommt der Patient drei Tage mit einem einzigen Pflaster aus.

Anwendungshinweise bei Erwachsenen

Hinweis: Pflaster im Bereich des Oberkörpers oder Oberarmes aufbringen.

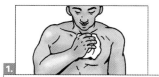

Abb. 8.13: Das Pflaster auf saubere, trockene, fettfreie, unbehaarte Haut kleben. Vorher mit lauwarmem Wasser die Hautstelle reinigen

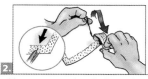

Abb. 8.14: Die Schutzhülle an der Markierung einschneiden und aufreißen

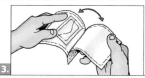

Abb. 8.15: Die Schutzhülle wie ein Buch aufklappen und das Pflaster entnehmen

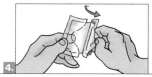

Abb. 8.16: Eine Hälfte der s-förmig geschlitzten Schutzfolie vom Pflaster abziehen. Klebefläche nicht berühren, sonst Beeinträchtigung der Klebefähigkeit

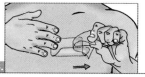

Abb. 8.17: Die von der Schutzfolie befreite Hälfte des Pflasters aufkleben, dann die andere Hälfte der Schutzfolie ganz abziehen

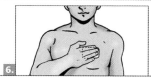

Abb. 8.18: Das Pflaster komplett aufkleben und mit der flachen Hand 30 Sekunden fest andrücken. Pflasterränder sollten gut auf der Haut kleben

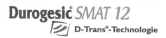

Durogesic *SMAT 12*
D-Trans®-Technologie

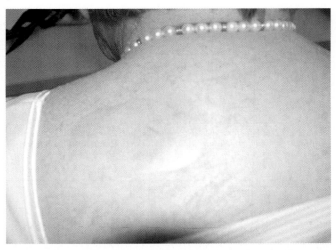

Abb. 8.19:   Patientin mit aufgeklebtem Fentanyl-TTS-Pflaster

 Merke

Die Schmerzbehandlung mit transdermalem Fentanyl stellt keine Monotherapie dar; alle Regeln der systemischen Pharmakotherapie gelten weiter.

Der Therapieplan (WHO-Stufe III) *aus Abb. 8.11 auf S. 155* zeigt ein Beispiel für einen 68-jährigen Patienten mit Oro-Hypopharynx-Ca. Die Applikation der Ko- und Begleitmedikation erfolgt über eine Ernährungssonde.

Praktisches Vorgehen

Das Verfahren ist in *Abb. 8.13 bis 8.18* dargestellt. Bevor das Pflaster auf die Haut aufgeklebt wird, sollte die Haut vorsichtig mit sauberem Wasser gereinigt und gut abgetrocknet werden. Nach der Entnahme aus der Verpackung und dem Entfernen der Schutzfolie wird das Pflaster auf ein unbehaartes oder mit einer Schere von Haaren befreites Hautareal im Bereich des Oberkörpers (Brust, Rücken, Oberarm) aufgeklebt. Eine Berührung mit der Klebefläche sollte vermieden werden. Weiterhin ist zu beachten, dass die zu beklebende Stelle weder vor kurzem bestrahlt wurde noch Hautirritationen aufweist. Das Pflaster mit leichtem Druck der flachen Hand ca. 30 Sekunden lang auf die Haut kleben, auch unter Beachtung der Haftung der Pflasterenden. Um den 3-Tage-Rhythmus genau einzuhalten, sollte das Pflaster mit dem Datum des Applikationstages beschriftet werden.

Ein Wechsel des Matrix-Pflasters erfolgt nach 72 h, im Einzelfall darf nicht eher als nach 48 h gewechselt werden, da sonst mit einem Anstieg der mittleren Fentanylkonzentration gerechnet werden muss. Es muss jeweils eine neue Hautstelle gewählt werden. Jeder Hautbereich kann 7 Tage nach Entfernen des Pflasters erneut benutzt werden.

Merke

Bei fortschreitender Dosiserhöhung bzw. bei einer Tagesdosis von ca. 12–14,4 mg Fentanyl (5–6 Pflaster à 100 µg/h) kann es vorkommen, dass die benötigte Haut-Klebefläche nicht mehr ausreicht und eine weitere Steigerung der Dosierung nicht mehr möglich ist!

Empfehlungen

- Fentanyl-TTS-Applikation bei allen chronischen Schmerzzuständen
- bei erstmaliger Pflasterapplikation letztmalige Gabe der zuvor eingenommenen retardierten Opioide *(siehe Tab. 8.5, S. 153)*
- in der Titrationsphase, wie bei Morphin, Kontrolle der Vitalparameter
- systemische Wirkstoffkonzentrationen (steady-state) erst nach ca. 12–24 h nach Applikation
- Zusatzmedikation bereitstellen → Morphin bei tumorbedingten Schmerzen
- evtl. initiales Auftreten von Schwitzen, Benommenheit, Müdigkeit, Appetitlosigkeit, Übelkeit
- auf Hautirritationen bei Pflasterwechsel achten
- keine kürzlich bestrahlte Hautfläche wählen
- Pflaster kann beim Duschen und Schwimmen getragen werden

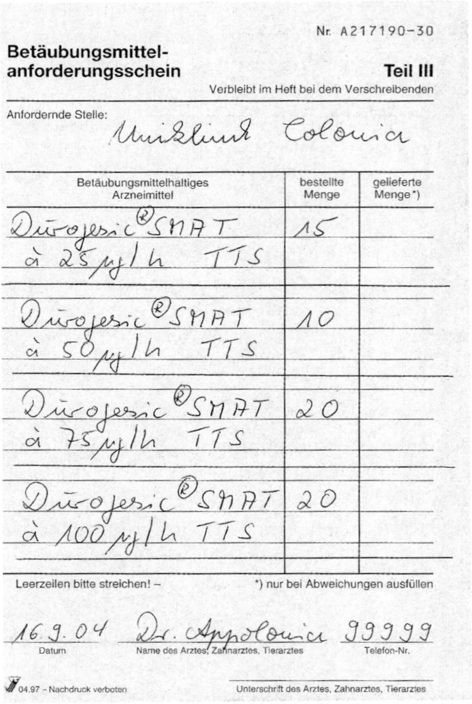

```
                                    Nr. A217190-30
Betäubungsmittel-
anforderungsschein                            Teil III
                    Verbleibt im Heft bei dem Verschreibenden

Anfordernde Stelle:        Uniklinik  Colonia


        Betäubungsmittelhaltiges          bestellte    gelieferte
          Arzneimittel                    Menge        Menge*)

        Durogesic®SMAT                      15
        à 25 µg/h TTS

        Durogesic®SMAT                      10
        à 50 µg/h TTS

        Durogesic®SMAT                      20
        à 75 µg/h TTS

        Durogesic®SMAT                      20
        à 100 µg/h TTS


Leerzeilen bitte streichen! –        *) nur bei Abweichungen ausfüllen

  16.9.04     Dr. Appolonia      99999
   Datum      Name des Arztes, Zahnarztes, Tierarztes    Telefon-Nr.

✔ 04.97 – Nachdruck verboten        Unterschrift des Arztes, Zahnarztes, Tierarztes
```

*Abb. 8.20:   Betäubungsmittelanforderungsschein für den
Stationsbedarf*

- Sauna, Sonnenbank und Heizkissen (über dem Pflaster!) sollten
  vermieden werden
- bei schwitzenden und fiebernden Patienten → zusätzliche Fixierung
- zur akuten Schmerzbehandlung → ungeeignet.

⚡ Warnung
- Wie bei retardiertem Morphin in der Titrationsphase auf Über-
  dosierungszeichen achten

160

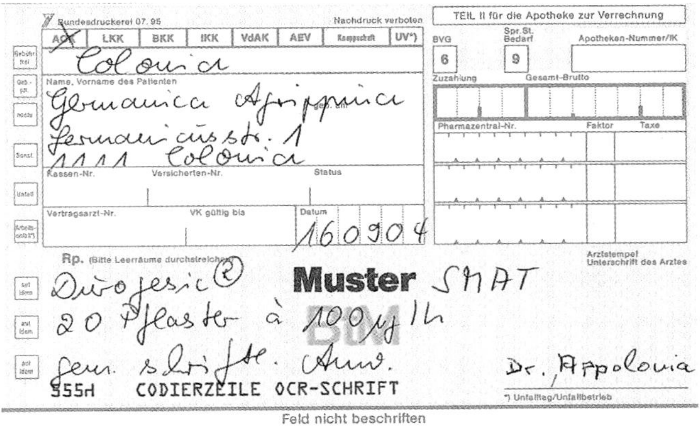

Abb. 8.21: *Betäubungsmittelrezept für den ambulanten Bereich*

- wichtigstes Zeichen einer Überdosierung → eingeschränkte Atmung → sofortige Pflasterentfernung → Patient wach halten → zum Atmen auffordern → Arzt informieren.

Die *Abb. 8.20 und 8.21* zeigen Betäubungsmittelrezepte für den stationären und ambulanten Bedarf, die das Pflegepersonal bis auf die Unterschrift des Arztes *selbstständig* ausfüllen darf!

Zusammenfassend bietet das Fentanylpflaster folgende Vorteile:
Das lange Applikationsintervall und die konstante Analgesie von 72 Stunden sowie nicht zuletzt der einfache Applikationsmodus fördern die Compliance sowohl bei den betroffenen Schmerzpatienten als auch bei den behandelnden Ärzten. Das Pflaster verursacht deutlich weniger Obstipation und hilft, den Laxanziengebrauch einzuschränken (Kulbe 1997). Weiterhin bietet es mehr Patientenkomfort, da die kontinuierliche Freisetzung des Wirkstoffs den Patienten nicht an eine exakte Einnahme „nach der Uhr" bindet und er in seiner Nachtruhe ungestört bleibt. Der Patient wird, im psychologischen Sinne, nicht so häufig an seine Grunderkrankung erinnert und erfährt somit eine verbesserte Lebensqualität.

Literatur

Bonica J J (1990) Management of Pain. Lea u. Filbinger, Philadelphia

Feinmann C: Pain relief by antidepressants: possible models of action. Pain 23: 1–8 (1985)

Freye E (2004) Opioide in der Medizin, 6. Auflage, Springer Verlag Berlin Heidelberg New York

Grond St, Schug St A (2002) Therapiekompendium Tumorschmerz und Symptomkontrolle, 6., überarbeitete Auflage, Spitta Verlag GmbH, Balingen

Kulbe C, Radbruch L, Loick G, Brunsch-Radbruch A, Meißner W, Grond S, Lehmann KA (1997) Obstipation und Laxanziengebrauch unter transdermalem Fentanyl im Vergleich zu oralem Morphin. Schmerz 11: 54–58

Lehmann K A, Zech D (1991) Transdermal Fentanyl. Springer Verlag, Heidelberg

World Health Organization (1986) Cancer Pain Relief. Genf

Zenz M, Jurna I (2001) Lehrbuch der Schmerztherapie. Wissenschaftliche Verlagsgesellschaft mbH, Stuttgart

9 Lokal- und Regional-anästhesiologische Verfahren

Es wird zwischen lokalen (örtlichen) und regionalen (auf ein bestimmtes Gebiet begrenzt) anästhesiologischen Therapien unterschieden.

In der Schmerztherapie werden diese Verfahren mit dem Ziel eingesetzt, ein örtliches Betäubungsmittel (Lokalanästhetikum → LA) und/oder Opioide in die Nähe schmerzleitender Nerven zu bringen. Das verabreichte Medikament diffundiert zu den Nerven und verhindert die Weiterleitung schmerzhafter Nervenimpulse. Der Schmerz verursachende Nerv wird somit blockiert.

9.1 Lokalanästhetika

Lokalanästhetika werden aufgrund ihrer chemischen Struktur in Ester- und Amidverbindungen unterteilt.

Die Esterverbindungen werden im Blut durch das Enzym Cholinesterase abgebaut. Das Procain z. B. wird diesen Verbindungen zugeordnet.

Die neueren Lokalanästhetika gehören zur Gruppe der Amidverbindungen. Sie werden in der Leber abgebaut und haben z. T. eine wesentlich längere Wirkdauer als die Esterverbindungen.

Zur Blockade dünner Nervenfasern (Schmerz- und thermische Reizleitung), reichen niederprozentige Amidlokalanästhetika aus, z. B. Bupivacain 0,25 %. Um eine Blockade dicker Nervenfasern zu erzielen (motorische Erregungsleitung), werden höher konzentrierte LA, z. B. Bupivacain 0,5 %, Mepivacain 2 % oder Lidocain 2 % benötigt.

Im Rahmen der Schmerztherapie haben vor allem die Amidlokalanästhetika Bupivacain (Carbostesin®), Mepivacain (Scandicain®, Meaverin®), Lidocain (Xylocain®) und Prilocain (Xylonest®) Bedeutung (Striebel 2002).

Tab. 9.1: Maximale Einzeldosierung der LA ohne Vasokonstriktor

Carbostesin®	2 mg/kg KG (ca. 150 mg beim Erwachsenen)
Scandicain®	4 mg/kg KG (ca. 300 mg)
Meaverin®	4 mg/kg KG (ca. 300 mg)
Xylocain®	3 mg/kg KG (ca. 200 mg)
Xylonest®	6 mg/kg KG (ca. 400–500 mg)

Warnung

- Höchstdosierungen der LA *siehe Tab. 9.1*
- toxische Nebenwirkungen → bei Überschreiten der Maximaldosis oder bei zu schneller Resorption
- allergische Nebenwirkungen.

9.2 Lokalanästhesieverfahren

9.2.1 Quaddelung

Die intrakutane Quaddelung oder die Hautinfiltration gehört zu den Gegenirritationsverfahren und ist zu diesem Zwecke die wohl am häufigsten eingesetzte Methode.

Durch die Infiltrationen des schmerzhaften Areals kann vermutlich der circulus vitiosus des Schmerzgeschehens (Muskelverspannung → Schmerz → stärkere Muskelverspannung → stärkerer Schmerz) durchbrochen werden. Die Durchführung ist einfach, der zeitliche und technische Aufwand gering.

Indikation
Schmerzen im Bereich von Muskeln, Faszien und Sehnen.

Pflegerische Maßnahmen
- Narkosegerät (Funktionsfähigkeit überprüfen)
- Standardzubehör zur Intubation
- Notfallmedikamente, z. B. Atropinsulfat (Atropin®), Epinephrin (Adrenalin®), Diazepam (Valium®)
- EKG-Monitoring
- Blutdruckmessgerät, Stethoskop

- venöser Zugang (i. v.-Verweilkanüle)
- 1er-Kanüle zum Aufziehen, Nadel 27 G
- Hautdesinfektionsmittel
- Handschuhe
- Tupfer
- Spritzen (2 und 5 ml)
- Lokalanästhetikum → Bupivacain (Carbostesin® 0,25 %) oder Mepivacain (Scandicain® 1 %, Meaverin neural®)
- Infusion, Infusionsbesteck, Infusionsständer
- Pflaster
- ggf. Lagerungshilfsmittel.

9.2.2 Triggerpunktinfiltration

Unter myofaszialen Triggerpunkten werden 0,5–1 cm große Muskel-, Faszien- und Sehnenbereiche verstanden, die spontan oder auf Druck als schmerzhaft empfunden werden. Es können fast alle Muskeln davon betroffen sein. Die Entstehung der Triggerpunkte ist unklar. Bekannt ist jedoch, dass durch die Blockade der Triggerpunkte mit einem LA eine Schmerzlinderung erzielt werden kann.
Der Triggerpunkt wird mit Zeige- und Mittelfinger fixiert. Zwischen diesen beiden Fingerkuppen wird nun in den Triggerpunkt gestochen.

Indikation
Hartspann z. B. der Schulter-, Hals- und Kaumuskulatur.

Pflegerische Maßnahmen
siehe Kapitel 9.2.1

9.3 Regionalanästhesiologische Verfahren

Je nach Indikation für die Durchführung einer Blockade kann zwischen diagnostischen, therapeutischen und prognostischen Nervenblockaden unterschieden werden.

Diagnostische Blockaden

Ziel einer diagnostischen Blockade ist es festzustellen, welcher Nerv für die Weiterleitung der Schmerzimpulse verantwortlich ist. Hierzu werden kurz wirksame LA verwendet. Verschwindet der Schmerz bei Blockade, ist der blockierte Nerv als Schmerzverursacher identifiziert. Zur Überprüfung des Therapieerfolgs ist es ratsam, die diagnostische Blockade einige Tage später mit einem länger wirksamen LA zu wiederholen.

Therapeutische Blockaden

Falls die schmerzleitenden Nerven bekannt sind, wird eine therapeutische Nervenblockadeserie von 6–12 Blockaden eingeleitet. Hierbei empfiehlt sich ein lang wirksames Lokalanästhetikum.

Prognostische Blockaden

Ziel prognostischer Nervenblockaden ist es, den Patienten mit den Auswirkungen einer Blockade vertraut zu machen, bevor z. B. nervenzerstörende (neurolytische) Blockaden durchgeführt werden. Die nach einer Blockade auftretende und gewollte Taubheit wird jedoch manchmal von den Patienten als unangenehmer und schlimmer empfunden als die ursprünglichen Schmerzen, wodurch der Nutzen der Behandlung in Frage gestellt werden kann (Striebel 2002).

Um Blockadeerfolge objektivieren zu können, ist eine genaue Protokollierung des subjektiven Schmerzempfindens sowie der durch die Blockade hervorgerufenen Effekte notwendig. Der Patient erhält ein Blockadeprotokoll, in das er seine Schmerzstärke *vor* und in bestimmten Zeitabständen *nach* der Blockade vermerkt.

Der Regionalanästhesie werden die Blockaden peripherer Nerven, Plexusanästhesien, Sympathikusblockaden und die rückenmarksnahen Leitungsanästhesien zugeordnet.

9.3.1 Blockade peripherer Nerven

Typische Lokalisationen peripherer Nervenblockaden sind:
• *Kopf:* periphere Äste des N. trigeminus (N. supra- und infraorbitalis, N. mentalis)

- *Hals:* Plexus cervicalis superior, Spinalwurzeln (Paravertebral-blockaden)
- *Stamm:* Interkostalnerven, Spinalwurzeln
- *Obere Extremität:* Plexus brachialis, N. radialis, N. ulnaris, N. medianus, Interdigitalnerven (Oberstsche Leitungsanästhesie)
- *Untere Extremität:* N. femoralis, N. cutaneus femoris lateralis, N. obturatorius, N. genitofemoralis, N. ilioinguinalis, N. peroneus, N. tibialis, Interdigitalnerven (Hildebrandt 1994).

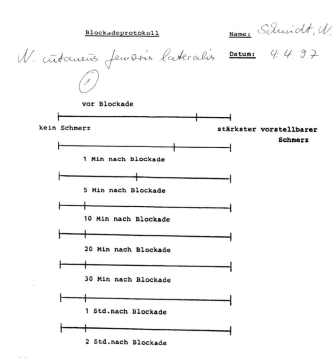

Abb. 9.1: Blockadeprotokoll

⚡ Gefahren und Komplikationen

- Nervenverletzungen
- Blutungen durch Gefäßverletzungen
- Pneumothorax bei der Interkostalblockade
- intravasale Injektion
- Dosis der LA beachten (*siehe Tab. 9.1, S. 164*).

Als exemplarische Blockade peripherer Nerven sei die Blockade des N. cutaneus femoris lateralis genannt.

Blockade des Nervus cutaneus femoris lateralis

Der N. cutaneus femoris lateralis liegt unterhalb des seitlichen (lateralen) Ansatzes des Leistenbandes. Er versorgt die Haut der lateralen Seite des Oberschenkels bis zum Knie.

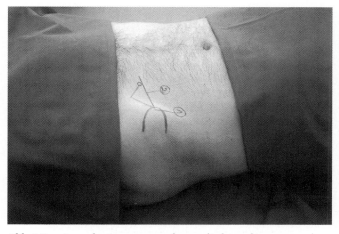

Abb. 9.2:   *Lage des N. cutaneus femoralis lateralis*
1. Spina iliaca anterior superior
2. Leistenband
Der Kreis (○) markiert die Lage des Nervs bzw. die Einstichstelle

Indikation
Cutaneus femoris lateralis-Läsion, z. B. bei Z. n. Leistenhernien-operation.

Pflegerische Maßnahmen
- Notfallequipment, EKG-Monitoring etc. *siehe Kapitel 9.2.1*
- sterile Kittel, Haube, Mundschutz, Handschuhe
- Spritzen (2; 5 und 10 ml)
- Scandicain® 1 %, Carbostesin® 0,25 %
- Hautnadel zur Lokalanästhesie
- sterile Abdecktücher
- steriles Lochtuch
- Klebeelektrode
- Nervstimulator
- 23 G Doppelschliff-Stimulationskanüle, bestehend aus einem Stahlpunktionsteil und einem Teflonverweilteil; die Stahlpunktionskanüle ist mit einer elektrisch leitenden Verbindung zum Anschluss an einen Nervstimulator ausgestattet.
- Patienten, falls nötig, beruhigen oder Gabe von Sedativa
- Rückenlagerung des Patienten auf einer ebenen Unterlage
- regelmäßige RR- und Pulskontrollen
- Blockadeprotokoll aushändigen und erklären
- nach Blockade → Patienten ca. $^{1}/_{2}$ bis 1 Std. überwachen.

⚡ Gefahren und Komplikationen
- Komplikationen der LA *siehe Kapitel 9.1*
- Nervenverletzung
- Blutung
- intravasale Injektion.

9.3.2 Plexusanästhesie

Zu den Plexusanästhesien (Betäubung eines Nervengeflechtes) werden der 3-in-1-Block nach Winnie und die einzeitige axilläre Blockade des Plexus brachialis zugeordnet.
Beim 3-in-1-Block werden von der Einstichstelle 3 Nerven (N. femoralis, N. obturatorius, N. cutaneus femoris lateralis) blockiert.

Die am häufigsten zur Schmerztherapie angewandte Plexus-
anästhesie ist die kontinuierliche (Kathetertechnik) einzeitige Blockade des Plexus brachialis.

Axilläre Blockade des Plexus brachialis

Der Arm wird von einem Nervengeflecht, dem Plexus brachialis
versorgt. Der Plexus brachialis kann im Halsbereich (interskalinäre
Methode), von oberhalb des Schlüsselbeins (supraklavikuläre Methode) oder in der Achselhöhle (axilläre Methode) blockiert werden. Die komplikationsärmste Methode ist die axilläre Blockade
des Plexus brachialis. Hierzu ist eine Schmerzausschaltung an
Hand, Unterarm und teilweise auch am Oberarm möglich. Im Bereich der Axilla verlaufen unmittelbar neben der Arteria axillaris
die drei Nerven des Plexus brachialis (N. radialis, N. medianus,
N. ulnaris).

Indikationen

- Arterielle Verschlusskrankheit (pAVK)
- sympathische Reflexdysthrophie (Morbus Sudeck), häufiges
  Vorkommen → obere Extremität
- Schmerzen im Arm- und Handbereich.

Pflegerische Maßnahmen

- Notfallequipment, EKG-Monitoring *siehe Kapitel 9.2.1*
- Stichskalpell
- NaCl 0,9 %
- Spritzen (2; 5 und 20 ml)
- 30–40 ml LA → Xylonest® 1 %
- Hautnadel zur LA
- steriles Loch- und Abdecktuch
- Klebeelektrode
- Nervstimulator
- Plexuskatheterset mit 19 G Teflon-Stahlkanüle
- Rückenlagerung des Patienten, den Oberarm der verletzten
  Seite um 100° abduzieren, Seitenlage des Kopfes
- regelmäßige RR- und Pulskontrollen

- Blockadeprotokoll aushändigen
- nach Blockade → Patienten ca. 1–2 Std. überwachen.

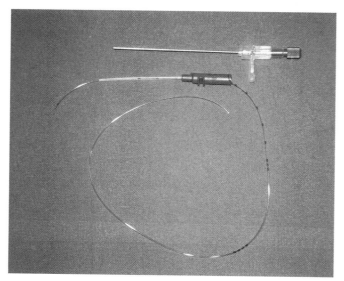

Abb. 9.3: *19 G Teflon-Stahlkanüle mit Katheter zur axiallären Plexusanlage*

 Gefahren und Komplikationen
- Hämatom durch Punktion der Arteria axillaris (Nervendruck-schaden!) → Kompression über 5 Minuten
- *siehe Kapitel 9.3.1*

Kontraindikationen
- Lymphangitis
- präoperative Nervenläsion.

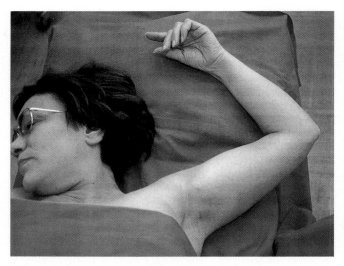

Abb. 9.4:   Lagerung zur axillären Plexusblockade

9.3.3 Sympathikusblockaden

Unter krankhaften (pathologischen) Bedingungen kann das sympathische Nervensystem an der Erzeugung und Aufrechterhaltung von Schmerzen beteiligt sein.

Normalerweise sind Nervenfasern durch natürliche Reize (mechanisch, chemisch, thermisch) nicht oder nur schwer erregbar. Unter pathologischen Bedingungen können Nervenfasern aber die Eigenschaften von Rezeptoren annehmen (*siehe Kapitel 2.2*).

Durch die Blockade des sympathischen Nervensystems werden pathologisch entgleiste Veränderungen sowohl im peripheren als auch im zentralen Nervensystem normalisiert.

Der Sympathikusblockade werden folgende Blockaden zugeordnet:
- Blockade des thorakalen Grenzstranges → Erfolgsort: *Arme*

- Blockade des lumbalen Grenzstranges → Erfolgsort: *Becken-eingeweide, Beine*
- Blockade des Plexus coeliacus → Erfolgsort: *Eingeweide des Oberbauches (Pankreastumor!)*
- Blockade des Ganglion cervicale superius → Erfolgsort: *Kopf*
- Blockade des Ganglion stellatum → Erfolgsort: *Kopf, Arme* (Hildebrandt 1994).

Indikationen
- Sympathische Reflexdysthrophie
- sympathisch unterhaltenes Schmerzsyndrom
- Trigeminusneuralgie
- arterielles Verschlussleiden (pAVK)
- Herpes zoster
- Tumorschmerz (Pankreaskarzinom).

 Gefahren und Komplikationen
- Komplikationen der Lokalanästhesie *siehe Kapitel 9.1*
- *siehe Kapitel 9.3.1.*

In den folgenden Kapiteln werden Beispiele zur Indikationsstellung und Durchführung verschiedener Sympathikusblockaden aufgezeigt.

9.3.3.1 Blockade des Ganglion cervicale superius (GCS)

Das oberste Grenzstrangganglion ist etwa 2,5 cm lang und liegt ca. 2 cm unter der Schädelbasis.
Die Punktion erfolgt durch den Mund (intraoral), an der Rachenmandel vorbei unterhalb des hinteren Gaumensegels in Höhe des zweiten Halswirbelkörpers (C 2). Wegen der anatomischen Nähe zu den verschiedenen Rachennerven muss auf die Injektion eines Lokalanästhetikums verzichtet werden. Es wird daher ein nieder konzentriertes Opioid verwendet (ganglionäre lokale Opioidanalgesie → GLOA).

Indikationen
- Trigeminusneuralgie
- atypischer Gesichtsschmerz
- Herpes zoster im Gesichtsbereich
- Durchblutungsstörungen.

Pflegerische Maßnahmen
- Notfallequipment etc. *siehe Kapitel 9.2.1*
- Laryngoskop mit Spatel
- Xylonest® Spray zur LA
- atraumatische 24 G Spinalkanüle
- spezielle Führungskanüle mit Abstandshalter
- 0,03 mg Buprenorphin in 2 ml NaCl 0,9 %
- Blockadeprotokoll
- sitzende Lagerung, Kopfstütze
- nach Blockade → Patienten ca. $^1/_2$ Std. überwachen
- Bei guter Schmerzreduktion nach der ersten Blockade schließt sich eine Serie von ca. 10 GCS-Blockaden an.

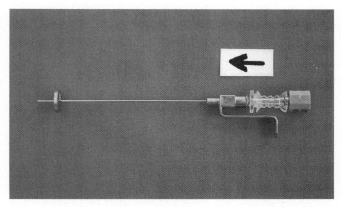

Abb. 9.5: 24 G Spinalkanüle mit Abstandhalter zur Blockade des Ganglion cervicale superius

Komplikationen
- Es treten keine speziellen Komplikationen auf, auch gibt es keine speziellen Kontraindikationen.

 Merke
- Wegen des Verzichts auf LA und der sehr geringen Opioiddosierung werden kaum Nebenwirkungen beobachtet
- selten Auftreten von Übelkeit und Schluckbeschwerden.

9.3.3.2 Blockade des Ganglion stellatum

Das Ganglion stellatum liegt vor dem Querfortsatz des 6./7. Halswirbels. Per definitionem wird durch eine Blockade mit LA die sympathische Impulsleitung im Verlauf des zervikalen Grenzstranges unterbrochen.

Indikation
- Atypischer Gesichtsschmerz
- Trigeminusneuralgie
- Herpes zoster
- sympathische Reflexdystrophie an der oberen Extremität.

Pflegerische Maßnahmen
- Notfallequipment etc. *siehe Kapitel 9.2.1*
- Spritze (5 ml)
- 3,5–4 cm lange 21 G Kanüle, Verlängerungsschlauch
- 5 ml (Kopf) oder 10 ml (Arme) Bupivacain 0,5 % Rückenlagerung, das Lagerungskissen unter den Schulterblättern, der Kopf ist überstreckt (rekliniert), sodass Kinn und Brustbein eine horizontale Linie bilden
- regelmäßige RR- und Pulskontrolle
- Blockadeprotokoll
- Sofort nach der Blockade wird der Oberkörper des Patienten aufgerichtet, um ein Abfließen des Medikaments nach unten zu den thorakalen Ganglien zu erreichen.
- nach Blockade → Patienten ca. 1–1$^1/_2$ Std. überwachen.

Gefahren und Komplikationen

- Horner-Syndrom, vermehrter Tränenfluss und Anschwellen der Nasenschleimhaut → gleichzeitig Zeichen einer erfolgreichen Blockade
- Heiserkeit durch Blockade des N. recurrens
- Überwärmung in Arm und Gesichtshälfte
- intravasale Injektion, insbesondere der A. carotis und A. vertebralis → Krampfanfälle!
- hohe Spinalanästhesie
- Punktion der Speiseröhre → bitterer Geschmack.

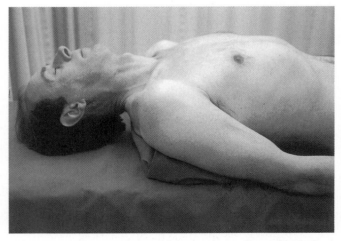

Abb. 9.6: *Lagerung zur Durchführung der Stellatumblockade In Rückenlage wird der Kopf durch Hochlagerung der Schulterblätter rekliniert*

 Merke

Während der Injektion des LA mehrfache Aspiration erforderlich!

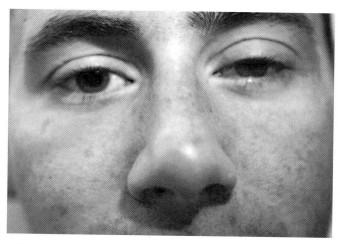

Abb. 9.7:   Z. n. erfolgreich durchgeführter Stellatumblockade → Horner-Syndrom

9.3.4 Rückenmarksnahe Leitungsanästhesien

Der rückenmarksnahen Leitungsanästhesie wird die Spinal- und Periduralanästhesie zugeordnet. Am häufigsten werden diese Verfahren in der Geburtshilfe und bei chirurgischen Operationen angewendet.

9.3.4.1 Spinalanästhesie

Beim Erwachsenen endet das Rückenmark normalerweise auf Höhe der Lendenwirbel 1/2 (L1/2). Bei einer Spinalanästhesie (syn.: Lumbalanästhesie) werden unterhalb von L1/2 2–3 ml eines höherkonzentrierten Lokalanästhetikums, z. B. Bupivacain 0,5 % in den Subarachnoidalraum eingebracht, der hier nur noch Liquor (Rückenmarksflüssigkeit) mit nicht umscheideten Spinalnerven enthält. Die Applikation des LA darf nur dann erfolgen, wenn *ein-*

deutig Liquor aspiriert werden kann.

Die Injektion eines LA in den Spinalraum bewirkt eine vorübergehende, schnelle und komplette Blockade der *motorischen, sensorischen* und *sympathischen* Erregungsleitung in den Spinalnervenwurzeln.

Spinalanästhesien werden, speziell in der Schmerztherapie, fast ausschließlich zur Diagnostik durchgeführt. Mit ihrer Hilfe kann zwischen peripherer und zentraler Schmerzentstehung unterschieden werden. Die Spinalanästhesie ist sehr unspezifisch, dagegen ist es mit der diagnostischen Periduralanästhesie möglich, Blockaden einzelner Segmente durchzuführen. Dadurch können schmerzauslösende Segmente näher eingegrenzt werden.

9.3.4.2 Periduralanästhesie (PDA)

Die Durchführung der periduralen (syn.: epiduralen) Blockade ist in jeder Höhe der Wirbelsäule möglich, der lumbale Zugang wird jedoch am häufigsten angewandt.

Der sicherste und einfachste Zugang liegt in der mittleren lumbalen Region (L2–L5); die Technik der thorakalen und zervikalen PDA ist schwieriger und komplikationsreicher.

Das in den Periduralraum injizierte LA bewirkt eine vorübergehende Blockade der den Periduralraum durchziehenden extraduralen Spinalnervenwurzeln. Da sie in diesem Bereich von der harten Hirnhaut (Dura mater) umhüllt werden, ist der Wirkungseintritt des LA deutlich verzögert, denn es muss erst durch die Dura mater diffundieren.

Da das Verteilungsvolumen im Epiduralraum größer als im Spinalraum ist und weiterhin höhere örtliche Konzentrationen erreicht werden müssen, ist das zu injizierende Volumen zur Epiduralanästhesie größer als zur Spinalanästhesie.

Indikationen zur rückenmarksnahen Leitungsanästhesie
- Differenzialdiagnose
- Gelenkmobilisation
- Gefäßerkrankungen
- Zosterneuralgie

- Sympathische Reflexdystrophie
- akute radikuläre Rückenschmerzen.

Pflegerische Maßnahmen zur rückenmarksnahen Leitungsanästhesie
- Notfallequipment etc. *siehe Kapitel 9.2.1*
- Notfallmedikamente in Spritzen aufgezogen
- sterile Kittel, Haube, Mundschutz
- Spritzen (2; 5; 10 und 20 ml)
- NaCl 0,9 %
- sterile Tupfer und Kompressen
- sterile Abdecktücher
- steriles Lochtuch
- Glukose-Teststreifen (Liquorkontrolle)
- 1 er-Kanüle zum Aufziehen, Hautnadel
- 5 ml Scandicain® 1 %
- z. B. ca. 20 ml Carbostesin® 0,125 %/0,25 % zur *PDA*
- z. B. ca. 2–3 ml Carbostesin® 0,5 % (isobar oder hyperbar zum Liquor) zur *Spinalanästhesie*
- Tuohy-Nadel (19–16 G) zur *PDA*
- Whitacre-Nadel (27–22 G) zur *Spinalanästhesie*
- Lösung zur Hautdesinfektion, z. B. Betaisodona®
- steriler Wundverband, z. B. Hansapor steril®
- evtl. sitzende Lagerung → Katzenbuckel, Patienten an den Schul-
  tern stützen, Auflage für die Füße bereitstellen
- Seitenlage günstiger, Knie ans Kinn ziehen, technische Durchführung der Punktion zwar etwas schwieriger, für den Patienten
  jedoch bequemer → keine Kollapsgefahr
- regelmäßige RR- und Pulskontrollen → Pulsoxymeter, EKG-
  Monitor
- vor und nach Blockade → Blockadeprotokoll aushändigen
- nach Blockade → Patienten ca. 1–5 Std. überwachen (je nach Ausbreitung des LA oder vorübergehenden motorischen Ausfällen).

⚡ Gefahren und Komplikationen
- Komplikationen der LA *siehe Kapitel 9.1*
- Blutdruckabfall
- Bradykardie

- Blasenentleerungsstörungen
- postspinaler Kopfschmerz
- totale Spinalanästhesie → lebensbedrohlich!
- epidurales Hämatom → Paresen, Sensibilitätsstörungen nach Abklingen der LA.

 Merke
Die rückenmarksnahen Leitungsanästhesien erfordern strengste Asepsis!

Literatur

Astra Chemicals GmbH (1989) Regionalanästhesie. Gustav Fischer Verlag, Stuttgart

Hildebrandt J (1994) Therapie chronischer Schmerzen. Jungjohann Verlagsgesellschaft mbH, Neckarsulm

Jankovic D (2004) Regionalblockaden und Infiltrationstherapie. ABW. Wissenschaftsverlag GmbH Berlin, Leiben

Leeser R (1992) Ambulante und stationäre Therapie chronischer Schmerzen. Ferdinand Enke Verlag, Stuttgart

Maletzki W, Stegmeyer-Petry A (1995) Klinikleitfaden Pflege. Jungjohann Verlagsgesellschaft mbH, Neckarsulm

Schäfer R, Reinhard M (1995) Klinikleitfaden Anästhesie. Jungjohann Verlagsgesellschaft mbH, Neckarsulm

Striebel W (2002) Therapie chronischer Schmerzen. Schattauer Verlag, Stuttgart, New York

Zenz M, Jurna I (2001) Lehrbuch der Schmerztherapie. Wissenschaftliche Verlagsgesellschaft mbH, Stuttgart

10 Lokale Pharmakotherapie

Die Entdeckung von Opioidrezeptoren und Endorphinen im ZNS führte zur Entwicklung einer lokalen Pharmakotherapie.
Die rückenmarksnahe Opioidapplikation zog Versuche mit zahlreichen anderen Medikamenten nach sich, die jedoch nur selten zu vergleichbaren Ergebnissen führten.

10.1 Rückenmarksnahe Therapie mit Opioiden und Nichtopioiden

Die rückenmarksnahe Opioidgabe führt durch eine direkte Wirkung im Bereich der schmerzleitenden Fasern der Substantia gelatinosa im Hinterhorn des Rückenmarks zu einem stärkeren analgetischen Effekt, als dies mit einer parenteralen Dosis (z. B. durch subkutane Opioidgabe) gleicher Höhe zu erreichen ist.
Wie im vorangegangen Kapitel beschrieben, erreichen epidural applizierte Medikamente den Liquorraum (Subarachnoidalraum) erst nach Diffusion durch die Dura mater. Bei spinaler bzw. intrathekaler (innerhalb der Hirnhäute) Gabe gelangt das Pharmakon direkt in den Liquorraum, wodurch geringere Dosierungen möglich sind → Morphin peridural-intrathekal 3 : 1 bis 5 : 1.
Die peridurale und intrathekale Opioidanalgesie führt zu einer streng segmentalen Schmerzdämpfung ohne Beeinflussung der sensiblen, motorischen und sympathischen Nervenfasern.
Die Beimischung von Lokalanästhetika zur applizierten Lösung wird bei Auftreten von Schmerzsymptomen empfohlen, die nicht ausreichend auf eine Opioidtherapie ansprechen. Verschiedene Untersuchungen zeigten auch eine bakterizide Wirkung von z. B. Carbostesin®, sodass die Beimischung heute in vielen Kliniken routinemäßig erfolgt (Grond et al. 2002).
Von den vielen anderen Substanzen, die bislang rückenmarksnah

appliziert wurden, besitzt Clonidin (Catapresan®) inzwischen einen festen Stellenwert. Entwickelt sich unter einer hoch dosierten epiduralen oder spinalen Opioidmedikation eine so genannte Opioidresistenz oder -toleranz, gelingt es häufig, durch Beimischung von Clonidin eine ausreichende Opioidempfindlichkeit wiederherzustellen.

Indikationen zur periduralen Therapie
- Unzureichende Schmerzreduktion unter einer dosis- und zeitgerechten oralen Analgetikagabe
- therapieresistente Nebenwirkungen wie starke Übelkeit, Erbrechen, Obstipation
- Obstruktion des Gastrointestinal-Traktes
- Zeitüberbrückung bis zur Durchführung neurodestruktiver Verfahren, palliativer Chemotherapie oder Radiatio.

Indikation zur intrathekalen Therapie
- Versagen der periduralenTherapie bei richtiger Indikation.

Eine grundsätzliche Entscheidung über die Indikation periduraler oder intrathekaler Verfahren kann zwar noch nicht getroffen werden, jedoch könnten bei längerer Therapiedauer Vorteile für die intrathekale Therapie über vollimplantierbare Pumpsysteme gegeben sein.

Merke
- Stationäre Aufnahme des Patienten für ca. 6–10 Tage
- regelmäßige Kontrolle der Vitalparameter
- Schmerzmessung und -dokumentation.

10.2 Katheteranlage

Ist die Entscheidung für eine rückenmarksnahe Opioidanalgesie gefallen, wird in Höhe des betroffenen Segments zuerst immer ein nach extern ausgeleiteter Katheter gelegt, um die Wirksamkeit der Analgesie zu testen. Aufgrund des minimalen Aufwands sollte der Katheter mit der Tuohy Nadel ca. 10 cm subkutan getunnelt werden.

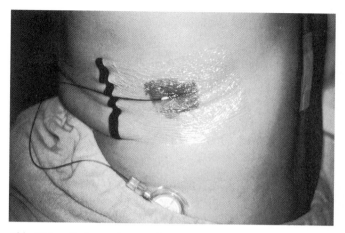

Abb. 10.1:   Patient mit ausgeleitetem, untertunneltem Katheter

Anschließend erfolgt eine Probephase von mehreren Tagen. Wird eine zufriedenstellende Schmerzlinderung erreicht, muss für die weitere Therapie geplant werden, ob der externe Katheter durch einen langstreckig untertunnelten Katheter oder durch ein implantiertes Portsystem und/oder Pumpe ersetzt wird. Diese Verfahren eignen sich besonders für eine längerfristige Therapie. Bei präfinalen Patienten sind einfache untertunnelte Katheter zur Morphingabe in Form von Einzelboli nach festem Zeitschema indiziert.
Die Position des Katheters sollte auch bei technisch problemloser Anlage durch Kontrastmittelgabe (Solutrast® 250 M) röntgenologisch überprüft werden (Epidurogramm).

Merke

- Kathetereintrittstelle täglich inspizieren
- Verbandwechsel → 1 ×/Tag
- Antiseptikum verwenden → Betaisodona Salbe® oder Mercurochrom®
- bei Bolus- und Dauerapplikation Bakterienfilter verwenden → wöchentlicher Wechsel
- Patienten nur abduschen oder waschen, nicht baden.

10.3 Lokale Opioidwirksamkeit und Dosisfindung

Morphin ist das zur Zeit am häufigsten eingesetzte Opioid. Gegenüber anderen Opioiden, wie die lipophilen Opioide Fentanyl oder Temgesic® (Buprenorphin), bietet es den Vorteil der längeren Wirkdauer. Auch kann die erforderliche Morphindosis bei Umstellung von systemischer auf rückenmarksnahe Applikation deutlich reduziert werden.
In speziellen Fällen lassen sich bei einzelnen Patienten auch andere Opioide erfolgreich einsetzen.

Bei Anwendung der Bolusgabe wird über den liegenden Katheter Morphin in steigender Dosierung verabreicht. Im Allgemeinen sind 3–6 mg Morphin epidural und 0,25–0,5 mg intrathekal als erste Dosierung in 8–12 stündigem Abstand einzusetzen. Bei nicht ausreichendem Therapieerfolg kann eine Erhöhung der Morphinmenge und/oder des Bolusvolumens nötig sein.
Die kontinuierliche Opioidapplikation wird heute jedoch mittels extern tragbarer oder intrathekaler Pumpe vorgezogen.

10.4 Portsysteme

Der Port besteht aus einer kleinen Infusionskammer mit einer Silikonmembran, die subkutan unterhalb der Klavikula oder am Rippenbogen implantiert wird. Die endgültige Lage des Ports ist vor der Implantation mit dem Patienten abzustimmen, damit für ihn eine optimale Selbstversorgung möglich ist.

Implantierbare Ports werden in der Regel als Komplettset mit dem erforderlichen Katheter sowie den Einführ- und Fixierhilfen geliefert.

Bei venös implantierbaren Portsystemen zur Durchführung z. B. der parenteralen Ernährung oder Chemotherapie wird das eine Ende des Katheters in die obere Hohlvene eingebracht, das andere mit dem Port verbunden. Bei epiduralen bzw. spinalen Portsystemen wird das eine Ende des Katheters im Epidural- bzw. Spinalraum platziert, das andere wiederum mit dem Port konnektiert.

 Merke

Eine Portimplantation ist bei Patienten mit einer Lebenserwartung von über drei Monaten indiziert.

Portpunktion

Portsysteme dürfen grundsätzlich nur mit einer Spezialschliffkanüle („Huber-Nadel") punktiert werden. Diese Nadel vermindert durch ihre besondere Schliffform das Ausstechen von Stichzylindern aus der Portmembran, sodass diese mehrere hundert Male punktiert werden kann.

Zum Punktieren des Ports wird die darüber liegende Haut mit einem Antiseptikum desinfiziert. Der ringförmige Port wird mit Daumen, Zeige- und Mittelfinger einer Hand lokalisiert. Danach wird die Huber-Nadel bis zum Auftreffen auf den Metallboden eingeführt.

 Merke

- Punktion unter strenger Asepsis
- Punktion nur mit Huber-Nadeln
- bei Therapiepausen → Heparinbeschichtung der Portmembran

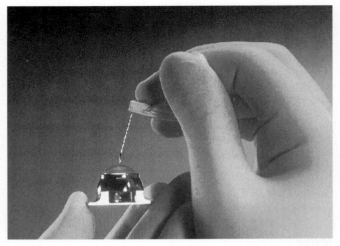

Abb. 10.2:   Portpunktion

- auf Wunsch vor Punktion anästhesieren, z. B. Emla®-Salbe
- regelmäßige Kontrollen durch den betreuenden Arzt/Schwester
- Patienten und/oder Angehörige in die Portpflege und -punktion einweisen.

10.5 Extern tragbare Medikamenten-pumpen

Das Ziel der rückenmarksnahen und parenteralen kontinuierlichen Opioidanalgesie mit externen Medikamentenpumpen besteht darin, Tumorschmerzpatienten ambulant betreuen zu können. Die hierzu z. B. eingesetzte batteriebetriebene Deltec CADD Legacy™-PCA Pumpe (Patient Controlled Analgesia) der Firma SIMS Deltec Graseby Vertriebs GmbH ist klein, leicht und hand-

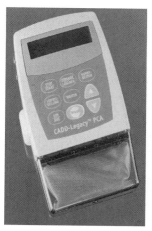

Abb. 10.3: CADD-Legacy™-PCA Pumpe der Fa. SIMS Deltec
Graseby Vertriebs GmbH

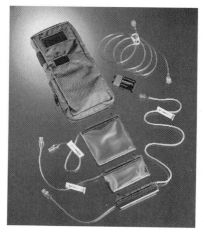

Abb. 10.4: Zubehör

lich und kann in der dazugehörigen Pumpentasche am Gürtel oder Tragegurt befestigt werden. Somit bietet sie dem Patienten ausreichend Bewegungsfreiheit und Unabhängigkeit.

Das Gerät verfügt über Medikamentenreservoire von 50–100 ml (oder Förderung aus Medikamentenbeuteln) und über eine Bolustaste, mit der sich der Patient bei Bedarf zusätzlich eine bestimmte Menge des Analgetikums verabreichen kann.

Das Opioid und/oder Lokalanästhetikum wird über einen Bakterienfilter aufgezogen. Die Reservoirfüllungen liegen bei 2000 mg (100 ml Reservoir). Die zusätzliche Bolusgabe beträgt ungefähr $1/6$ der Tagesdosis.

Die Programmierung der Pumpe erfolgt über einen Sicherheitscode im Einstellmenü. Dabei können folgende Parameter abgerufen werden: Konzentration des Medikaments, Flussrate, Bolusmenge, Bolussperrzeit, Boli pro Stunde, Reservoirinhalt und Initial-Bolus.

Die nach Programmierung gestartete und wieder gesicherte Pumpe ermöglicht dem Patienten nur noch das Abfragen des Informationsmenüs und das Auslösen der Bolusdosis, sodass keine Gefahr der Überdosierung besteht.

Über die Displayanzeige kann per Tastendruck das Informationsmenü abgelesen werden. Es enthält Informationen über den aktuellen Reservoirinhalt mit Angaben der Flussrate, Bolusmenge, Bolussperrzeit (Refraktärzeit), Anzahl der möglichen Boli pro Stunde und die Anzahl der abgerufenen und verweigerten Boli.

Nach stationärer Entlassung erhält der Patient einen Pumpenausweis, in dem neben seinen persönlichen Daten der Name und die Telefonnummer des behandelnden Arztes und/oder des Pflegedienstes aufgeführt sind. Eingetragen wird auch die Art und die Konzentration des Medikaments, außerdem die eingestellten Parameter wie Flussrate und Bolusmenge.

Der behandelnde Hausarzt wird mit einem ausführlichen Begleitschreiben über die eingeleitete Therapie informiert.

Weiterhin erhält er eine Patientenbroschüre, in der die Funktion der Pumpe, auftretende Fehlerquellen und deren Beseitigung erklärt sind.

Tab. 10.1: Therapiebeispiel

Analgetikakonzentration	20 mg/1 ml Morphin, z. B. MSI® 200 mg Ampullen
Flussrate	300 mg/Tag
Bolusmenge	10 mg
Bolussperrzeit	3 Stunden
Beutelinhalt	2000 mg = 10 Ampullen à 10 ml = 100 ml (Vorrat für mind. 5–6 Tage)
Initial-Bolus	20 mg

 Merke

- Regelmäßige Therapieüberwachung durch die Schmerzambulanz; ggf. Dosisanpassung vornehmen und/oder diagnostische und therapeutische Maßnahmen in Zusammenhang mit der Grunderkrankung einleiten
- Auffüllen der Pumpe durch die Schmerzambulanz, Pflegedienst oder Hausarzt
- Bakterienfilter bei Reservoirfüllung benutzen
- bei Bedarf Pflegedienst oder Hausarzt in die Technik der Pumpe einweisen
- Patienten ausführlich die Funktion der Pumpe erklären (mildert „Angst vor der Technik")
- Vorteile der Pumpe aufzeigen, wie z. B. die Möglichkeit der ambulanten Behandlung und der damit verbundenen Unabhängigkeit
- Ermunterung zur Bolusapplikation bei auftretenden Schmerzattacken
- dem Patienten versichern, dass keine Gefahr der Überdosierung besteht, da die Opioiddosis seiner Schmerzstärke angepasst ist
- beim Baden oder Duschen Pumpe kurzzeitig ausstellen und abnehmen (Therapiedaten bleiben gespeichert)
- bei Röntgenbestrahlung, CT, NMR oder Ultraschalluntersuchungen Pumpe abnehmen.

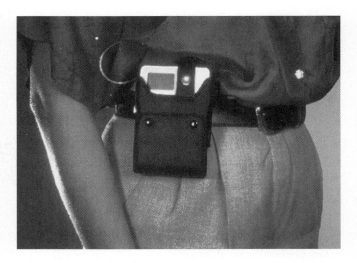

Abb. 10.5: Pumpe am Patient

10.6 Implantierbare Medikamentenpumpen

Implantierbare Pumpsysteme verfügen über einen Pumpmecha-
nismus, der die Substanz aus dem Medikamentenreservoir über
einen Kathete an den Wirkungsort befördert.
Sie stellen die aufwändigste und teuerste Form der rückenmarksnahen Therapie dar, die nur bei Patienten mit einer Lebenserwartung
von mehr als sechs Monaten indiziert ist.
Erste Voraussetzung dieser Maßnahme ist eine Klinik (z. B. die ste-
reotaktische Abteilung der Neurochirurgie), die mit dem Verfahren der Implantation vertraut ist. Eine weitere Voraussetzung ist
die Möglichkeit einer ambulanten Versorgung, am besten in
Form einer Schmerzambulanz. In seltenen Fällen kann der Hausarzt die Nachsorge und die Füllung der Pumpe übernehmen.

Abgesehen von festen Füllungsterminen erfordert ein implantiertes System weniger Aufmerksamkeit vonseiten des Patienten als extern tragbare Pumpen.

Bei der oft nur befristeten Anwendung stellt sich jedoch die Frage, inwieweit ein derartiger Aufwand vertretbar ist.

10.6.1 Operation und erste Füllung

Nach stationärer Aufnahme wird zunächst ein Spinalkatheter gelegt, über den steigende Dosen von Morphin (0,25–0,5 mg) verabreicht werden. Aus dem Bedarf und der Wirkungsdauer kann die Morphintagesdosis errechnet werden.

Die Implantation der Pumpe erfolgt durch Einsetzen in eine Hauttasche des unteren Bauchbereiches und dauert ca. eine Stunde. Der Eingriff kann in örtlicher Betäubung durchgeführt werden. Im Verlauf dieser Operation wird die Pumpe mit dem Spinalkatheter verbunden und entsprechend der errechneten Morphindosis gefüllt.

10.6.2 Gasdruckpumpe

Neben manuell bedienbaren Pumpsystemen, die von außen auf Fingerdruck einen Bolus abgeben oder Pumpen mit variablen, von außen verstellbaren Mustern, bietet die durch Gasdruck betriebene Infusaid®-Pumpe wesentliche Vorzüge:

- bei konstanter Infusionsrate durch Gasdruck ist die Gefahr der Überdosierung ausgeschlossen → Patient hat keinen Einfluss auf die Abgaberate
- eine Dosisveränderung kann nur durch den Arzt mittels Entleerung und Neufüllung vorgenommen werden.

Die Pumpwirkung beruht auf einem Batterie unabhängigen Gasdrucksystem. Die Pumpe besteht aus zwei Kammern, einer äußeren Gasdruckkammer und einer inneren ziehharmonikaförmigen Medikamentenkammer. Die Gasdruckkammer pumpt das Medikament, z. B. Morphin, über den liegenden Spinalkatheter zum Rückenmark.

Um die Medikamentenkammer zu füllen, wird die Membran der Pumpe von außen (perkutan) punktiert. Durch das Auffüllen wird das Gas komprimiert, dehnt sich jedoch durch die Körpertemperatur wieder aus und übt gleichzeitig Druck auf die Medikamentenkammer aus, die somit das Opioid kontinuierlich über den Spinalkatheter zum Rückenmark entleeren kann. Die Flussgeschwindigkeit des Analgetikums wird von einem Durchflussbegrenzer bestimmt.

 Merke

- Regelmäßiges Auffüllen der Pumpe durch die Schmerzambulanz der implantierenden Klinik
- Auffüllen mit speziellen Nadeln unter strenger Asepsis
- Da keine Bolustaste vorhanden ist, Zusatzmedikation (z. B. Morphin oral oder subkutan) verordnen
- Pumpenausweis mit den erforderlichen Informationen mitgeben.

 Merke

Bei nichttumorbedingten Schmerzen kann unter der Voraussetzung, dass alle anderen therapeutischen Möglichkeiten ausgeschöpft worden sind, eine spinale Infusion mit externer oder implantierbarer Pumpe indiziert sein.

Literatur

Grond St, Schug St A (2002) Therapiekompendium Tumorschmerz und Symptomkontrolle. 6., überarbeitete Auflage, Spitta Verlag GmbH, Balingen

Hankemeier U, Schüle-Hein K, Krizanits, F (2000) Tumorschmerztherapie. 2., völlig neubearbeitete und erweiterte Auflage, Springer-Verlag, Berlin Heidelberg New York

SIMS-Deltec-Graseby Patientenbroschüre

Schäfer R, Reinhard M (1995) Klinikleitfaden Anästhesie. Jungjohann Verlagsgesellschaft mbH, Neckarsulm

Winkelmüller M, Winkelmüller W (1979) Intrathekale Opiatthe-
rapie bei chronischen Schmerzsyndromen benigner Ätiologie
über implantierbare Medikamentenpumpen. Der Schmerz 5:
28–36

Zenz M, Jurna I (2001) Lehrbuch der Schmerztherapie. Wissenschaftliche Verlagsgesellschaft mbH, Stuttgart

11 Transkutane elektrische Nervenstimulation

Die Anwendung der transkutanen elektrischen Nervenstimulation (TENS) hat sich mittlerweile als gültige Therapieform zur Behandlung chronischer Schmerzen etabliert.

11.1 Definition von TENS

Definition

Die transkutane elektrische Nervenstimulation ist eine apparative Methode, bei der elektrische Impulse mittels Elektroden durch die Haut auf das periphere Nervensystem einwirken, um Schmerzen zu vermeiden oder zu lindern.

Die Schmerzbehandlung mit Strom blickt auf eine lange Vergangenheit zurück. Schon die alten Ägypter bedienten sich der Elektrizität von Fischen, um schmerzhafte Erscheinungen wie die Gicht und Kopfschmerzen zu lindern.

Der römische Geschichtsschreiber Sribonius Largus berichtete 45 n. Christus, wie man Gichtschmerzen behandelt:

„Kommen die Gichtschmerzen, legt man einen lebenden Zitterrochen unter den Fuß des Patienten. Der Patient sollte an einem feuchten Strand, umspült von Meerwasser, so lange stehen, bis der Fuß und das Bein eingeschlafen sind."

Erst im 19. Jahrhundert war es durch die technische Entwicklung möglich, Elektrizität herzustellen und sie für die Behandlung verschiedenster Krankheitsbilder zu nutzen. Mit der Entwicklung wirksamer Analgetika geriet die Methode jedoch in Vergessenheit. Die Schmerzforschung in den 60er-Jahren unseres Jahrhunderts und speziell die Publikation der Gate-Control-Theorie (Schleusenkontrolltheorie) von Melzack und Wall (1965) weckte erneut das Interesse für die elektrische Schmerztherapie. Sie postulierten die Möglichkeit, dass Schmerzerlebnisse nicht einfach ungefiltert von den Schmerzrezeptoren im Körper an das Gehirn weitergeleitet werden. Nach dieser Theorie kann die Stimulation der dicken schnell leitenden A-beta-Fasern mit einer hohen Stimulationsfrequenz (80–110 Hz) die Neurone des Hinterhorns im Rückenmark (Substantia gelatinosa) inhibieren. Dadurch wird die Weiterleitung der Schmerzimpulse von den afferenten nozizeptiven Nerven zu den aufsteigenden Bahnen im Vorderstrang vermindert *(siehe Kapitel 2.3)*. So ist also jedes Schmerzerlebnis, bevor es ins Bewusstsein gelangt, mehrmals gefiltert und vom körpereigenen Feed-Back-System verändert worden. Viele Patienten nutzen diesen Mechanismus zur Linderung ihrer Schmerzen durch einfache Maßnahmen, wie z. B. kneten, reiben oder massieren.

Der zweite Wirkmechanismus des TENS-Verfahrens ist die Ausschüttung körpereigener Schmerzhemmer, die mit niedriger Stimulationsfrequenz erreicht werden kann (1–4 Hz).

Der große Durchbruch der TENS-Methode zur weltweiten Anerkennung gelang in den 70er-Jahren und wurde nicht zuletzt durch die Entwicklung handlicher Taschenstimulatoren mit Hilfe der Mikroelektronik ermöglicht. In den 80er-Jahren verbreitete sich die Anwendung der transkutanen elektrischen Nervenstimulation in nahezu allen schmerztherapeutischen Einrichtungen nicht zuletzt durch die Mietmodelle und die Anerkennung als Krankenkassenleistung.

11.2 Technische Grundlagen

Für die TENS-Behandlung ist neben Elektroden und einer Anzahl Kabeln ein Stimulator notwendig, der von einer Gleichstromquelle – wahlweise aufladbarer Akku oder konventionelle Batterie – gespeist wird. Über die Elektroden werden die Nervenendigungen und Rezeptoren in der Haut oder die Fasern eines oberflächennah verlaufenden Nerven gereizt (Gessler 1996). Um die notwendige Stromdichte im Gewebe zu erhalten, gleichzeitig aber nicht die Haut zu irritieren, müssen die Hautelektroden eine Mindestgröße von 10–15 cm^2 haben.

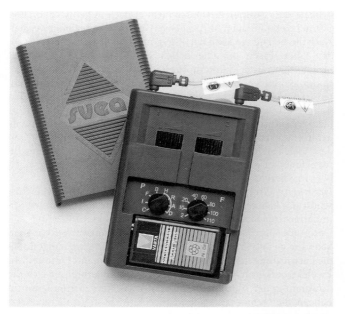

Abb. 11.1:   Svea TENS-Gerät der Fa. Medicommerz, Kirchzarten

Man unterscheidet zwischen monophasischen und biphasischen TENS-Geräten.

Bei monophasischen Geräten werden die Elektroden unter Beachtung der Kathode und der Anode platziert, d. h. des negativen und positiven Pols. Die Kathode (aktive Elektrode) wird proximal zum Schmerzort, die Anode (passive Elektrode) segmental mit einem Abstand von mindestens 5 cm zur aktiven Elektrode fixiert.

Bei biphasischen Geräten, die eine ausgeglichene elektrische Spannung besitzen, muss die unterschiedliche Polung nicht berücksichtigt werden.

Auch das Format und die Größe des Stimulators sollten beachtet werden. Er sollte klein und leicht genug sein, um in eine Hosentasche zu passen, aber auch nicht zu klein, um älteren und behinderten Patienten die selbstständige Handhabung zu ermöglichen. Die meisten Nervenstimulatoren sind mit einer Kontrollleuchte ausgestattet, die teils als Batterietest, teils als Ladungskontrolle sowie auch als Warnsignal bei Unterbrechung im Stromkreis dient.

11.3 Stimulationsformen

Seit 1979 werden unterschiedliche Stimulationsformen angewandt:
a) hochfrequente, konventionelle (continuous) Stimulation
b) niederfrequente (akupunkturartige) Stimulation
c) Burst- (akupunkturähnliche) Stimulation
d) verschiedene Modulationen der Stimulation
   (Frequenz-Impulsmodulation, zeitversetztes Signal auf beiden Kanälen).

Bei der hochfrequenten TENS-Methode verwendet man Stromimpulse im Bereich von 50–100 Hz. Bei diesen Frequenzen werden keine dünnen, sondern ausschließlich dicke Nervenfasern aktiviert. Bei der niederfrequenten TENS-Methode verwendet man Frequenzen zwischen 1–4 Hz, mit denen wahrscheinlich die A- und C-Fasern erregt werden. Solche einzelnen Stromimpulse haben sich jedoch als nicht erfolgreich erwiesen, da die Muskelkontraktionen, die durch diese Stimulation hervorgerufen werden, als sehr unangenehm empfunden werden. Um diesen unerwünschten Empfindungen entgegenzuwirken, gibt es TENS-Geräte mit einem Kombinationsprogramm, die auf einem Kanal 1–4 Hz und auf dem anderen Kanal 80–110 Hz abgeben. Die für den Patienten angenehme 100 Hz Stimulationsfrequenz wirkt gleichzeitig den unangenehmen Empfindungen der niederfrequenten Stimulationsform entgegen.

Die Burst-Stimulation wurde ursprünglich eingeführt, um einem Gewöhnungseffekt bei länger dauernder Stimulation vorzubeugen. Manche Geräte verfügen über eine Burst-Stimulation, die niederfrequent mit hochfrequenter Impulsfolge arbeitet, d. h. mit Fre-

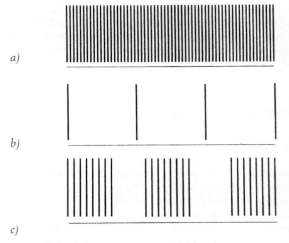

a)

b)

c)

Abb. 11.2:   Verschiedene Stimulationsformen

quenzen von 1–4 Hz und inneren Frequenzen von 50–100 Hz. Bei dieser Stimulationsform muss die Stromstärke so lange erhöht werden, bis eine wirkungsvolle Muskelaktivierung, und zwar ohne Unbehagen für den Patienten, erzielt wird. Die Burst-Stimulation ist eine Kombination beider vorgenannter Verfahren.

Neben den Stimulationsformen ist auch die Impulsform für die verbesserte Verträglichkeit hoher Intensitäten für den Patienten wichtig.

11.4 Elektroden

Für die Übertragung der Stromimpulse auf und durch die Haut sind verschiedene Elektrodenarten erhältlich:

a) hochflexible, dünne Leitgummiplatten von unterschiedlicher Größe, die hautseitig mit Leitgel zu versehen sind, bevor sie mit Pflaster auf der Haut fixiert werden

b) Platten, die mittels klebefähigem Leitmedium selbsthaftend fixiert werden können
c) selbsthaftende, mehrfach verwendbare Elektroden von unterschiedlicher Größe; sie erleichtern das Platzieren und sind ideal für die Langzeitstimulation zu Hause.

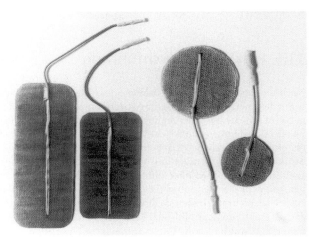

Abb. 11.3.:   Selbstklebende wiederverwendbare Elektroden

11.5 Indikationen

Die Hauptindikationen für die TENS-Therapie sind chronische und postoperative Schmerzen.
Bei folgenden Krankheitsbildern ist eine Stimulierung indiziert:
- degenerative Gelenkveränderungen
- Stumpf- und Phantomschmerzen
- Z. n. Bandscheibenoperationen
- chronische Kopf- und Gesichtsschmerzen
- postzosterische Neuralgien
- Z. n. traumatischen Nervenverletzungen

- postoperative Schmerzen
- Geburtsschmerzen (eingeschränkt)
- ischämiebedingte Schmerzen
- Schmerzen des Bewegungsapparates
- chronische Ulzera
- Narbenschmerzen
- Tumorschmerzen (eingeschränkt).

11.6 Praktische Durchführung

Nach eingehender Schmerzanamnese und Elektrodenplatzierung wählt der Therapeut zunächst die Art der Stimulation aus. In der Regel wird mit der hochfrequenten (continuous) Stimulation begonnen für eine Zeitdauer von ca. 30 Minuten. Der Patient verspürt hierbei ein kontinuierliches Kribbeln im schmerzhaften Bereich. Die Stromstärke oder Stimulationsintensität sollte deutlich *über* der Empfindungsschwelle, aber *unterhalb* der Schmerzschwelle bleiben, mit dem Ziel, den subjektiv empfundenen Schmerz zu überdecken. Ist der schmerzlindernde Effekt zweifelhaft, versucht man eine andere Elektrodenlage und/oder verändert den Stimulierungsparameter; z. B. wählt man die Burst-Stimulation. Der Patient verspürt hierbei ein Pochen mit sichtbaren Muskelkontraktionen. Es sollte wiederum eine Versuchsstimulation von ca. 30 Minuten erfolgen.

Nur bei eindeutigem Erfolg mit dem ersten TENS-Versuch gibt man dem Patienten ein Leihgerät für 4–6 Wochen zur Erprobung mit nach Hause. Hierzu muss eine ausführliche Einweisung in die Handhabung und Bedienung des Gerätes und in die Elektrodenplatzierung erfolgen. In der Regel sollte bei chronischen Schmerzsyndromen 2–4-mal/Tag für ca. 20–30 Minuten stimuliert werden. Die Stimulationsdauer kann jedoch bei Bedarf, z. B. während der Arbeitszeit oder eines Spaziergangs, verlängert werden.

Außerdem sollte ein Schmerzprotokoll über einige zusammenhängende Tage während der Erprobungsphase geführt werden.

Die regelmäßige Anwendung und die korrekte Bedienung des Geräts müssen in den folgenden Wochen in der Schmerzambulanz oder Arztpraxis überprüft werden. Erst dann ist eine Entscheidung

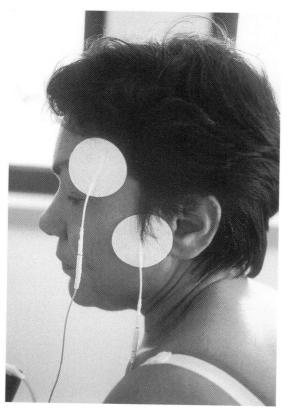

Abb. 11.4:   *Elektrodenanlage im Bereich V_1 bei atypischem Gesichtsschmerz*

über die Wirksamkeit der Methode zu treffen und eine Verordnung durch die Krankenkasse möglich.

Bei anhaltend fehlendem Ansprechen sollte auf die TENS-Methode zur Schmerzlinderung verzichtet werden.

In vielen Fällen sind die Familienangehörigen des Patienten in der häuslichen Umgebung unmittelbar von der Schmerzproblematik

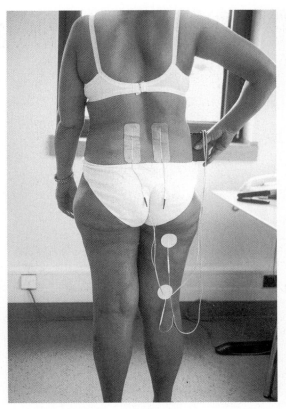

Abb. 11.5:   Elektrodenanlage paravertebral im LWS-Bereich und im Verlauf des peripheren Nerven bei Deafferenzierungsschmerzen des N. ischiadicus

mitbetroffen. Sie können daher im Bedarfsfall eine wertvolle Hilfe sein, indem sie zusammen mit dem Patienten in die Handhabung des TENS-Gerätes, seinen Wirkmechanismus und in die Elektrodenplatzierung eingewiesen werden.

Merke

Eine Elektrodenplatzierung sollte nur bei ausgeschaltetem Gerät vorgenommen werden, um unangenehme Stromstöße zu vermeiden.

11.7 Kontraindikationen und Nebenwirkungen

Für die TENS-Therapie sind zwei absolute Kontraindikationen bekannt:

a) Patienten mit Demand-Herzschrittmachern → die elektrische Stimulation kann vom Schrittmacher als Herzaktion interpretiert werden.

b) Stimulation über der Halsschlagader bei Patienten mit kardialen Risikofaktoren → es können Herzrhythmusstörungen auftreten.

c) Patienten mit Metallimplantaten (Cave: Elektroden nur metallfern platzieren)

Nebenwirkungen von Bedeutung werden bei der Behandlung mit TENS nicht beschrieben. Dagegen können leichte lokale Nebenwirkungen vorkommen. Es können Hautirritationen durch Nichtverträglichkeit des Elektrodengels und allergische Reaktionen auf Silikon und Pflaster auftreten. Bei eingetrocknetem Elektrodengel können Verbrennungen der Haut durch die elektrische Reizung hervorgerufen werden.

Die transkutane elektrische Nervenstimulation kann über Monate und Jahre gefahrlos angewandt werden. Sie hilft, den Analgetikaverbrauch zu senken oder sogar zu vermeiden. Die Methode besitzt ein breites Anwendungsspektrum, hohe Effektivität und Wirtschaftlichkeit. Als symptomatische Therapie bietet sie die Möglichkeit der Heimbehandlung. Sie trägt als Selbstbehandlung chronischer Schmerzkranker motivierend zur Aktivierung und Mobilisation bei und verbessert somit das Wohlbefinden. Die Elektrostimulation ist ein wichtiger Parameter in der Behandlung chronischer Schmerzpatienten und somit unverzichtbar in der modernen Schmerztherapie.

Merke

- Sorgfältige Schmerz- und Allergieanamnese erheben
- Wirkmechanismus eingehend erklären
- sich Zeit nehmen für die Elektrodenplatzierung
- verschiedene Stimulierungsparameter austesten
- kontinuierliche Überwachung der TENS-Anwendung
- Kontrolltermin nach 2-wöchiger Testphase vereinbaren
- den Patienten zur regelmäßigen Anwendung ermuntern
- nach Verordnung des Gerätes Kontrolltermine nach 3–6 Monaten vereinbaren.

Literatur

Eriksson M B E, Sjölund B H (1979) Transkutane Nervenstimulation zur Schmerzlinderung. Verlag für Medizin Dr. Ewald Fischer GmbH, Heidelberg

Gessler M Nervenschmerzen in: TENS. Pothmann R (Hrsg.) 39–46

Melzack & Wall (1965), Melzack & Casey (1968) Die Gate Control Theorie. Download unter www.physiosupport.org/gate.htm (Stand 11. 11. 2004)

Ottoson D, Lundeberg T (1988) Pain Treatment by Transcutaneous Electrical Nerve Stimulation. Springer Verlag, Heidelberg

Pothmann R (1996) TENS. 2. Auflage, Hippokrates Verlag GmbH, Stuttgart

Schlechter D C (1971) Origins of electrotherapy. NYS Med 71: 997–1008

Thomm M (1997) Transkutane Elektrische Nervenstimulation. Pflegezeitschrift 6: 318–320, Verlag W. Kohlhammer, Stuttgart

Thomm M (2000) TENS: Eine nichtinvasive Methode zur Behandlung akuter und chronischer Schmerzzustände. Medizin im Bild 3: 36–38, Verlag Medizin im Bild Therapie aktuell, Langenfeld

Thomm M (2001) Ergänzende Methoden zur Schmerzbehandlung im Alter → TENS aus: Ratgeber Altenarbeit, Lade, E (Hrsg.) Fachverlag für Altenarbeit

12 Kasuistiken der medikamentösen und lokalen Schmerztherapie

12.1 Tumorbedingte Schmerzen

Fallbeispiel 12.1.1

Es handelt sich um einen 69-jährigen Patienten, der im Januar 1998 an einem *Chondrosarkom* in Höhe BWK 8 erkrankt war.

Nach Diagnosestellung wurde der Patient in einer Neurochirurgischen Klinik operiert, anschließend bis 54 Gy im Bereich der Brustwirbelsäule bestrahlt und war ca. 1½ Jahre beschwerdefrei. Wegen zunehmender Schmerzen stellte er sich jedoch im Januar 1999 erneut vor. Nach eingehender Röntgendiagnostik wurde ein Tumorrezidiv im Bereich der Brustwirbelsäule BWK 7/8 in Folge eines progredienten Tumorwachstums diagnostiziert, das wiederum operativ entfernt wurde. Der postoperative Verlauf gestaltete sich zwar komplikationslos, jedoch klagte der Patient über eine zunehmende radikuläre Schmerzsymptomatik mit Ausstrahlung in die rechte Thoraxwand. Nach Entlassung verordnete der behandelnde Neurochirurg 20 Tropfen Tramal (50 mg), die der Patient bei Bedarf zur Kupierung seiner Schmerzen einnehmen sollte.

Im August 1999 stellte sich der Patient auf Anraten seiner Hausärztin in unserer Schmerzambulanz zum ersten Mal vor. Der Patient klagte über starke dumpf-drückende Schmerzen, die von der vorderen Axillarlinie bis nach ventral zögen. Bei der körperlichen Untersuchung fanden sich Sensibilitätsstörungen im Bereich TH 7–9. Die Schmerzstärke auf der numerischen Rangskala (NRS) gab der Patient mit 7 an. Weiterhin klagte er über starke Übelkeit und Erbrechen, besonders nach Nahrungsaufnahme. Nur im Liegen ließe die Übelkeit nach.

Zum Ausschluss eines Magenulkus und/oder Hirnmetastasen veranlassten wir entsprechende Untersuchungen, die jedoch keinen pathologischen Befund ergaben.

Schmerzdiagnose
Ossärer Schmerz bei Knochentumor mit neuropathischer Komponente.

Wir stellten den Patienten auf folgende Medikation ein (WHO-Stufe III):

Medikament	Einnahmezeiten					Indikation
	7:00 Uhr	11:00 Uhr	15:00 Uhr	19:00 Uhr	23:00 Uhr	
MST® 30 mg Tbl	1			1		Schmerzmittel
Proxen® 500 mg Tbl	1			1		Schmerzmittel
Paspertin® Trpf	30	Trpf	vor	den	Mahl-zeiten	bei Übelkeit
Neurontin® 100 mg Tbl	1		1		1	neuropathische Schmerzen
Antra® 20 mg Tbl				1		Magenschutz
Laxoberal® Trpf	20					Verstopfung
Zusatzmedikation						
Sevredol® 10 mg Tbl	1 Tbl so oft wie nötig					bei Schmerzen
Haldol® 0,5 mg Trpf	5 Trpf					bei Übelkeit

Abb. 12.1:   Erstmedikation des Patienten in Fallbeispiel 12.1.1

Nach einer Woche stellte sich der Patient zur Verlaufskontrolle erneut vor. Seine Schmerzstärke, die der Patient als erträglich empfand, lag auf der NRS-Skala bei 6. Die Zusatzmedikation Sevredol 10 mg habe er jedoch ca. 6-mal/Tag (60 mg!) benötigt; die Basismedikation war demnach zu niedrig dosiert (Titration am Schmerz!). Er klagte weiterhin über starke Übelkeit und Erbrechen, besonders nach Einnahme der Morphintabletten. Daraufhin stellten wir den Patienten auf ein Fentanyl-Pflaster um.

Umrechnung von Morphin auf Durogesic®SMAT:

60 mg Morphin
+ 60 mg Sevredol
120 mg Morphin/Tag ≥ 50 µg/ Fentanyl/Tag, *siehe Tab. 8.5, S. 153*

Medikament	Einnahmezeiten						Indikation
	7:00 Uhr	11:00 Uhr	15:00 Uhr	19:00 Uhr	23:00 Uhr	3:00 Uhr	
Durogesic®SMAT 50 TTS	1 Pflaster alle 3 Tage						Schmerzmittel
Proxen® 500 mg Tbl	1			1			Schmerzmittel
Antra® 20 mg Tbl				1			Magenschutz
Neurontin® 100 mg Tbl	1		1		1		neuro-pathische Schmerzen
Paspertin® Trpf	30		30		30		bei Übelkeit
Laxoberal® Trpf	30						bei Verstopfung
Zusatzmedikation							
Sevredol® 10 mg Tbl	3 Tbl so oft wie nötig						bei Schmerz-attacken
Haldol® 0,5 mg Trpf	5 Trpf						bei Übelkeit

Abb. 12.2: Umstellungsmedikation des Patienten in Fallbeispiel 12.1.1

Beim nächsten Kontrolltermin in unserer Ambulanz gab der Patient Schmerzstärke 3 auf der NRS an. Neben dem Symptom Schmerz waren auch die Symptome Übelkeit und Erbrechen gut kontrolliert, sodass wir den Patienten in die hausärztliche Betreuung entlassen konnten mit der Option, sich jederzeit bei Schmerzverstärkung oder bei Auftreten anderer Symptome wieder bei uns vorstellen zu können.

Merke
Bei nicht beherrschbarer opioidbedingter Übelkeit und Erbrechen
Opioidwechsel vornehmen!

Fallbeispiel 12.1.2

Es handelt sich um eine 51-jährige Patientin mit Z. n. Operation
eines Paraganglioms des rechten Felsenbeines (Glomus jugulare Tumor T4) und anschließender Neck dissection im September 1998.

Im August 1999 stellte sich die Patientin mit dumpf-drückenden
und stechenden Schmerzen retroaurikulär rechts und starken
Schulterschmerzen in unserer Schmerzambulanz vor. Ihre
Schmerzstärke gab die Patientin mit 7 auf der numerischen Rangskala an, die sie mit Acetylsalicylsäure kurzzeitig lindern konnte.
Im Liegen seien die stechenden Ohrschmerzen besonders stark, sodass sie nachts nur wenige Stunden schlafen könne.
Bei der körperlichen Untersuchung zeigte sich eine Läsion des
N. accessorius, eine eingeschränkte Armelevation nach vorne und
seitlich, nicht über 90°. Weiterhin fand sich eine Hypästhesie im
Narbenbereich der rechten Halsseite, eine Allodynie (Berührungsempfindlichkeit) im rechten Ohr und ein Druckschmerz im Schulterblatt und Oberarm bis zur oberen Lendenwirbelsäule.

Schmerzdiagnose
Therapiebedingter Deafferenzierungsschmerz rechtes Ohr und
Weichteilschmerzen rechte Schulter und Oberarm.

Zunächst verordneten wir die *in Abb. 12.3* aufgelisteten Medikamente (WHO-Stufe II).
Zwei Wochen nach Wiedervorstellung berichtete die Patientin,
dass sie die Tramal®-Tabletten und die Novalgin®-Tropfen wegen
starker Übelkeit nur zweimal eingenommen habe. Tegretal® habe
sie gut vertragen und ermögliche ihr einen besseren Nachtschlaf.
Die Schmerzintensität sei jedoch nur leicht gebessert (NRS 5).
Da die Patientin keine anderen Medikamente ausprobieren wollte,
schlugen wir die transkutane elektrische Nervenstimulation *(siehe
Kapitel 11)* als adjuvante Therapie vor. Nach nochmaliger Un-

tersuchung platzierten wir ein Elektrodenpaar paravertebral der Halswirbelsäule und das andere über den Triggerpunkten im Schulterbereich. Wir begannen zunächst mit der kontinuierlichen Stimulation, die die Patientin im Wechsel mit der Burst-Stimulation ca. 4–5-mal/Tag für jeweils eine halbe Stunde einsetzen sollte. Wir entließen die Patientin unter Führung eines Schmerztagebuchs zur ambulanten Wiedervorstellung in zwei Wochen.

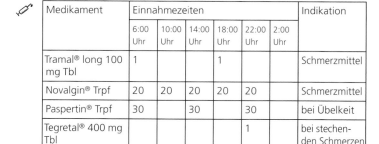

Medikament	Einnahmezeiten						Indikation
	6:00 Uhr	10:00 Uhr	14:00 Uhr	18:00 Uhr	22:00 Uhr	2:00 Uhr	
Tramal® long 100 mg Tbl	1			1			Schmerzmittel
Novalgin® Trpf	20	20	20	20	20		Schmerzmittel
Paspertin® Trpf	30		30		30		bei Übelkeit
Tegretal® 400 mg Tbl					1		bei stechenden Schmerzen
Laxoberal® Trpf	30						bei Verstopfung
Zusatzmedikation							
Tramal® Trpf	10 – 20 Trpf so oft wie nötig						bei Schmerzen
Paspertin® Trpf	30 Trpf						bei Übelkeit

Abb. 12.3:   Erstmedikation der Patientin in Fallbeispiel 12.1.2 WHO-Stufe II

Beim nächsten Kontrolltermin berichtete sie über eine deutliche Beschwerdebesserung; insbesondere könne sie den rechten Arm fast bis 180° anheben. Die Tegretal®-Tablette habe sie kurzzeitig abgesetzt, jedoch bei erneutem Auftreten der einschießenden Schmerzen in das rechte Ohr wieder angesetzt. Wir vereinbarten einen weiteren Kontrolltermin in vier Wochen, um bei anhaltendem TENS-Erfolg das Gerät über die Krankenkasse zu verordnen.

Merke

Bei therapiebedingten Schmerzen an adjuvante Maßnahmen denken!

Fallbeispiel 12.1.3

Hierbei handelt sich um eine 58-jährige Patientin, die an einem Mamma-Ca erkrankt war. Drei Monate nach Mastektomie und Lymphadenektomie im Bereich der rechten Achsel traten Metastasen im Bereich der Halswirbelsäule, Lendenwirbelsäule, in der 3. Rippe und der linken Hüfte auf, die auch durch Hochdosis-Chemotherapie und Radiatio nicht rückläufig waren.

Bei Vorstellung in unserer Ambulanz gab die Patientin unerträgliche Schmerzen (NRS 10) im Lendenwirbelbereich und in der rechten Schulter mit Taubheitsgefühlen an. Die Schmerzen seien unter der Vorbehandlung mit MST® und MST® Continus (insgesamt 300 mg/Tag), Saroten®, Proxen® und Fortecortin® nicht ausreichend gelindert. Daraufhin führten wir zur sicheren oralen Dosisfindung eine intravenöse Titration mit Morphin durch. Nach fraktionierter Gabe von insgesamt 12 mg Morphin war die Patientin ohne Nebenwirkungen im Liegen schmerzfrei. Beim Aufstehen traten jedoch vom Nacken bis in den rechten Arm ziehend, starke einschießende Restschmerzen auf, die mit 3 mg Rivotril® intravenös behandelt wurden. Danach lag die Schmerzintensität bei NRS 2.

Bei der körperlichen Untersuchung fand sich eine Hypästhesie in beiden Handflächen und an der Innenseite des rechten Oberarms sowie eine motorische Schwäche der rechten Hand.

Schmerzdiagnose

Neuropathische tumorbedingte Schmerzen im HWS Bereich mit Ausstrahlung in den rechten Arm.

Wir erhöhten die Morphindosis von vorher 300 auf 460 mg/Tag *(siehe Seite 211)*, gaben Neurontin® bis 800 mg/Tag und Fortecortin® 36 mg/Tag als Koanalgetika und entsprechende Begleitmedikamente sowie Sevredol® Tabletten bei Schmerzspitzen. Zur Osteoklastenhemmung (Knochenmetastasen!) führten wir monat-

lich eine Bondronat®-Infusion (Ibandronsäure) durch.
Unter dieser Medikation war die Patientin bis zu ihrem Tode gut
schmerzkontrolliert.

 Merke

Bei unerträglichen Schmerzen empfiehlt sich zur sicheren Dosisfindung eine Opioidtitration!

Morphin-Umrechnung von i. v.-Gabe auf oral
12 mg Morphin i. v./4 Stunden × 6 = 72 mg/24 Stunden
72 mg × 3 = 216 mg oral/Tag
(Umrechnungsfaktor i. v.: oral: 1:2–3, *siehe Tab. 12.1 auf Seite 212*)

Medikament	Einnahmezeiten						Indikation
	7:00 Uhr	11:00 Uhr	15:00 Uhr	19:00 Uhr	23:00 Uhr	3:00 Uhr	
MST® 200 mg Tbl	1			1			Schmerzmittel
MST® 30 mg Tbl	1			1			Schmerzmittel
Foretecortin® 8 mg Tbl	2		2				zum Abschwellen
Neurontin® 400 mg Tbl				2			bei einschie-ßenden Schmerzen
Antra® 20 mg Tbl				1			Magenschutz
Paspertin® Trpf	30		30		30		bei Übelkeit
Movicol®	1–2 Btl						bei Verstopfung
Zusatzmedikation							
Sevredol® 20 mg Tbl	3 Tbl so oft wie nötig						bei Schmerz-attacken
Paspertin® Trpf	30 Trpf						bei Übelkeit

Abb. 12.4:   Medikation der Patientin aus Fallbeispiel 12.1.3

Tab. 12.1: Umrechnungsfaktoren verschiedener Morphinapplikationsarten (Schmerzambulanz Universitätsklinik Köln, 1999)

Applikationsarten	Umrechnungsfaktor
Morphin s. c.: oral	1 : 1,5 – 2
Morphin i. v.: oral	1 : 2 – 3
Morphin i. v.: epidural	10 : 1
Morphin oral: epidural	30 : 1

Achtung: Bei diesen Umrechnungswerten handelt es sich nur um Anhaltswerte. In einzelnen Fällen können diese erheblich unter- oder überschritten werden!

Tab. 12.2: Umrechnung „anderes" Opioid auf Morphin

Die Richtung des Wechsels ist zu beachten. Ein Wechsel von Morphin auf ein anderes Opioid kann bedeuten, dass ein anderer Umrechnungsfaktor gewählt werden muss!

Tramal® (Tramadol)	→ Morphin (oral)	10:1
Valoron®N (Tilidin/Naloxon)	→ Morphin (oral)	10:1
Temgesic® (Buprenorphin)	→ Morphin (oral)	1:50
Oxygesic® (Oxycodon)	→ Morphin (oral)	1:1,5–2
Palladon® retard (Hydromorphon)	→ Morphin (oral)	1:5–7,5
Dilaudid® (Hydromorphon)	→ Morphin (parenteral)	1:5
Durogesic®SMAT (Fentanyl TTS)	→ Morphin (transdermal)	1:75–100
Dipidolor® (Piritramid)	→ Morphin (parenteral)	1,5:1
Dolantin® (Pethidin)	→ Morphin (parenteral)	10:1
Transtec® (Buprenorphin TTS)	→ Morphin (transdermal)	1:50

Achtung!

Umrechnung **Morphin**	→ **L-Polamidon®** (L-Methadon)	4:1
Umrechnung **L-Polamidon** (L-Methadon)	→ **Polamidon** (Methadon)	2:1

Fallbeispiel 12.1.4

Es handelt sich um eine 35-jährige Patientin, die ein auswärtiges Krankenhaus mit der Frage zur Durchführung eines Sakralblocks konsiliarisch vorstellte.

Anamnestisch litt die Patientin während ihrer ersten Schwangerschaft unter starker Obstipation und störendem Juckreiz und Brennen im Analbereich. Aufgrund der fortbestehenden Symptomatik auch nach der Geburt wurde eine rektoskopische Untersuchung veranlasst. Diese zeigte ein ausgedehntes Anal-Ca. Nach Radiatio und Chemotherapie wurde eine Rektumexstirpation vorgenommen. Im Rahmen der Tumornachsorge wurde ein Jahr später ein Rezidiv mit Einbruch in die Vagina und Harnblase diagnostiziert. Bei Aufnahme klagte die Patientin über stechend-bohrende Schmerzen mit aufgesetzten Attacken (bis NRS 10) im Sakralbereich und in der Vagina, einhergehend mit Juckreiz, Brennen und extremer Geruchsbelästigung. Die Schmerzen seien im Liegen und insbesondere im Sitzen fast unerträglich. Die bisherige orale Schmerztherapie mit 40 mg Morphin/Tag, Novalgin® (Metamizol) 2 g/Tag und Voltaren® (Diclofenac) 100 mg/Tag erbrachte nur eine unzureichende Analgesie.

Schmerzdiagnose

Tumorbedingter Weichteilschmerz im Sakral- und Vaginalbereich.

Aufgrund der sakralen Tumorinfiltration, die eine invasive Maßnahme verbietet, war die Durchführung des gewünschten therapeutischen Sakralblocks nicht indiziert. Wir entschlossen uns daher zur Anlage eines untertunnelten Periduralkatheters mit externer Medikamentenpumpe *(siehe Kapitel 10.5)*.
Im Laufe der Behandlung steigerten wir die kontinuierliche Medikamentendosierung von initial 24 mg Morphin und 115 mg Carbostesin® (Bupivacain) 0,5%/Tag auf 36 mg Morphin und 134 mg Carbostesin® 0,5%/Tag und entsprechender Bolusgabe von 1,5 mg/2 ×/Stunde. Darunter besserte sich zwar der Dauerschmerz auf NRS 3, die regelmäßig auftretenden Schmerzattacken jedoch nicht. Unter Zumischung von 0,3 mg Catapresan® (Clonidin) konnte auch dieser Schmerz erfolgreich behandelt werden. Gegen die Geruchsbelästigung verordneten wir Clont® (Metronidazol) 3 × 400 mg/Tag. Bis auf leichte Schwankungen der Schmerzscores hatte die Patientin bis zu ihrem Tode, vier Monate später, ein deut-

lich verbessertes Wohlbefinden. In Kooperation mit einem Hausbetreuungsdienst und engmaschiger Kontrolle durch unsere Ambulanz konnte der Wunsch der Patientin, im Kreise ihrer Angehörigen zu versterben, erfüllt werden.

 Merke
Bei entsprechender Schmerzsymptomatik an invasive Techniken denken!

Fallbeispiel 12.1.5

Hierbei handelt es sich um eine 70-jährige Patientin mit Z. n. Ablatio bei Mamma-Ca links 1988. Im Jahre 1997 traten erstmals Metastasen im Bereich HWK 6, BWK 7 und im Lendenwirbelbereich auf. Nach anschließender Bestrahlung und Chemotherapie traten stärkste Schmerzen im Bereich des linken Schultergelenks und des linken Armes bis in die Fingerspitzen auf. Weiterhin klagte sie über Sensibilitätsstörungen und Parästhesien beider Hände. Die Schmerzstärke auf der numerischen Rangskala lag tags wie nachts bei 8.
Bei der körperlichen Untersuchung fand sich eine Allodynie (Berührungsschmerz) und eine Bewegungseinschränkung des linken Armes. Die Schmerzmedikation bestand aus 20 Tropfen Novalgin®, die die Patientin bei Bedarf einnehmen sollte.

Schmerzdiagnose
Tumorbedingter Knochen- und Weichteilschmerz mit neuropathischer Komponente.

Wir verordneten zunächst 600 mg Tramal long®/Tag (WHO-Stufe II), 40 Tropfen Novalgin®/4 Std., Fortecortin® 16 mg/Tag, schnell wirksames Morphin (5 mg) bei Schmerzattacken und entsprechende Ko- und Begleitmedikamente. Nach zwei Tagen stellte sich die Patientin notfallmäßig mit unerträglichen Schmerzen (NRS 10) und starker Übelkeit erneut vor. Trotz Einnahme der Zusatzmedikation (ca. 6–7×/Tag = 30–35 mg Morphin) hätten sich die Beschwerden nicht gebessert.

Daraufhin stellten wir die Patientin auf ein 50 µg/h großes Fentanyl-Pflaster (WHO-Stufe III) mit entsprechender Ko- und Begleitmedikation ein.

Unter dieser Therapie trat eine deutliche Besserung der Beschwerdesymptomatik ein; nicht nur die Schmerzen seien deutlich geringer (NRS 3), sondern auch die Übelkeit, sodass sie nachts endlich wieder durchschlafen könne.

Medikament	Einnahmezeiten						Indikation
	6:00 Uhr	10:00 Uhr	14:00 Uhr	18:00 Uhr	22:00 Uhr	Uhr	
Durogesic®SMAT 50 TTS	1 Pflaster alle 3 Tage						Schmerzmittel
Novalgin® Trpf	40	40	40	40	40		Schmerzmittel
Haldol® Trpf	5				5		bei Übelkeit
Rivotril® Trpf	3		3		5		bei einschießenden Schmerzen
Fortecortin® 8 mg Tbl	1		1				zum Abschwellen
Zusatzmedikation							
Morphin® Merck Trpf 0,5%	32 Trpf (10 mg) so oft wie nötig						bei Schmerzattacken
Haldol® Trpf	5 Trpf						bei Übelkeit

Abb. 12.5: Medikation der Patientin in Fallbeispiel 12.1.5

12.2 Nichttumorbedingte Schmerzen

Fallbeispiel 12.2.1

Es handelt sich um einen 68-jährigen Patienten mit Z. n. Laminektomie L4 und Teillaminektomie L5 bei lumbaler Spinalkanalstenose. Nach der Operation begab sich der Patient in eine

Anschlussheilbehandlung, in der intensive Physiotherapie, wie wirbelsäulenspezifische Einzel- und Gruppenkrankengymnastik, Bewegungsbäder sowie Schmerzbewältigungsstrategien, durchgeführt und erlernt wurden. Bei Entlassung war der Patient beschwerdefrei. Unter vorgenannten Maßnahmen konnten die Rumpfmuskulatur gekräftigt und die Wirbelsäule stabilisiert werden. Es bestand noch ein lokaler Schmerz in der Lendenwirbelsäule beim Bergaufgehen. Nach drei Monaten jedoch traten erneut starke Schmerzen im Lendenwirbelbereich auf. Daraufhin wurde in einer neurochirurgischen Praxis eine Kryodenervation im Bereich der Fazettengelenke, Segment L4-S1, durchgeführt, die jedoch nur eine geringe Beschwerdebesserung ergab. Konservative Maßnahmen wie Spritzen und Infusionen blieben ohne Erfolg, sodass er von seinem Hausarzt zuerst mit Tramadol und später mit 90 mg Morphin/Tag behandelt wurde. Diese Medikation erbrachte zwar eine mäßige Schmerzlinderung, jedoch erhebliche Nebenwirkungen, wie z. B. starke Obstipation, sodass der Patient das Morphin nur bei Bedarf eingenommen hatte.

Im August 2004 stellte sich der Patient mit stärksten Schmerzen (NRS 10) in unserer Schmerzambulanz vor. Er berichtete, dass er durch die Schmerzen sehr stark in seiner körperlichen Aktivität eingeschränkt sei; er könne das Haus nicht mehr verlassen und würde fast ausschließlich auf dem Sofa liegen. Nur im Liegen wären seine Schmerzen erträglich.
Nach eingehender körperlicher Untersuchung und detaillierter Erhebung der Schmerzanamnese stellten wir folgende Schmerzdiagnose.

Schmerzdiagnose
Chronische Lumbalgie der unteren LWS mit radikulärer Ausstrahlung in das rechte Bein.

Wir stellten den Patienten auf *die in Abb. 12.6 wiedergegebene* Medikation ein (WHO-Stufe III).

Nach zehn Tagen stellte sich der Patient erneut vor. Er berichtete über eine 50%ige Schmerzlinderung, die Obstipation sei deutlich besser, jedoch hätte er durch die Morphinerhöhung Potenzprobleme. Wir erklärten dem Patienten, dass dieses Symptom eine mögliche Nebenwirkung des Morphins sein könnte und schlugen einen Opioidwechsel auf Fentanyl-Pflaster (Durogesic®SMAT) vor. Wir begannen mit einer Dosis von 25 µg/h, (cave: Alter!), die jedoch nicht den gewünschten Erfolg erbrachte. Er beklagte, dass die Schmerzen jetzt stärker seien im Vergleich zu der vorher eingenommenen Morphindosis, die Potenzstörungen seien jedoch deutlich geringer geworden. Gegen die Verstopfung benötige er nur noch ein Laxanz. Auf die Frage, wie oft er die Zusatzmedikation benötigt habe, berichtete der Patient, dass er aus Angst vor „zuviel Morphin" die Sevredol®-Tabletten nur einmal eingenommen habe. Wir wiesen den Patienten nochmals auf die Wichtigkeit der Einnahme der angeordneten Zusatzmedikation zur Schmerztitration hin und erhöhten das Durogesic®SMAT-Pflaster auf 50 µg/h.

Medikament	Einnahmezeiten						Indikation
	8:00 Uhr	Uhr	14:00 Uhr	Uhr	20:00 Uhr	Uhr	
MST® 60 mg Tbl	1				1		Schmerzmittel
Bifiteral® Saft ml	10						bei Verstopfung
Laxoberal® Trpf	30						bei Verstopfung
Zusatzmedikation							
Paspertin® Trpf	30 Trpf						bei Übelkeit

Abb. 12.6:   Erstmedikation des Patienten in Fallbeispiel 12.2.1
WHO-Stufe III

Mit dieser Therapie war der Patient gut schmerzkontrolliert (NRS 4), sodass er sich und seiner Frau den lang ersehnten Wunsch einer Schiffsreise nach Japan, China und Vietnam erfüllen konnte.

Merke

Bei unerwünschten Nebenwirkungen Opioidwechsel vornehmen!
Bei nichttumorbedingten Schmerzen kann im Einzelfall, wie das

Beispiel zeigt, zur Schmerztitration schnell wirksames Morphin als Zusatzmedikation verordnet werden. Bei Stabilisierung (cave: Suchtgefahr!) auf Opioid-Zusatzmedikation verzichten!

Medikament	Einnahmezeiten						Indikation
	8:00 Uhr	Uhr	Uhr	20:00 Uhr	Uhr	Uhr	
Durogesic®SMAT 50 TTS	1 Pflaster alle 3 Tage						Schmerzmittel
Bifiteral® Saft ml	10						bei Verstopfung
Zusatzmedikation							
Laxoberal® Trpf	20 Trpf						bei Verstopfung
Paspertin® Trpf	30 Trpf						bei Übelkeit

Abb. 12.7: Umstellungsmedikation des Patienten in Fallbeispiel 12.2.1

Fallbeispiel 12.2.2

Im Sommer 1993 stellte sich eine 24-jährige Patientin mit seit fünf Jahren bestehenden Schmerzen im Bereich beider Arme und Beine vor. Ihre Schmerzen beschrieb sie als ziehend, stechend und stark kribbelnd. Zusätzlich wurde über eine verminderte Sensibilität in den Extremitäten berichtet, die sie insbesondere in ihrer Ausbildung zur Postbotin als sehr störend und unangenehm empfand. Die Schmerzintensität wurde mit 10 auf der numerischen Rangskala angegeben. Bei der Patientin war ein Diabetes-mellitus-Typ I seit ihrem 6. Lebensjahr bekannt. Die *Diagnose* der *diabetischen Polyneuropathie* war gesichert. Orale Therapieversuche mit Valoron®N-Tropfen (Tilidin-Naloxon), Tramal®-Tropfen (Tramadol), Thioctacid® (*a*-Liponsäure), Tegretal® (Carbamazepin), Rivotril® (Clonazepam) waren bisher im Sinne einer Schmerztherapie erfolglos geblieben, sodass wiederholte stationäre Behandlungsversuche zur Schmerzeinstellung notwendig waren. Darauf-hin stellten wir die Patientin ambulant auf retardiertes Morphin ein, beginnend mit einer Tagesdosis von 20 mg, die innerhalb einer Woche auf 60 mg erhöht werden musste. Darunter wurde nur noch eine Schmerzintensität von NRS 2 angegeben. Nach zwei Jahren wurde die Tagesdosis auf 90 mg (3 × 30 mg Morphin) entsprechend der Schmerzstärke angepasst. Diese Opioidmonotherapie mit ins-gesamt 90 mg Morphin/Tag wird nunmehr seit mehr als zehn Jah-ren beibehalten. Die durchschnittliche Schmerzintensität liegt da-runter bei NRS 2–3. Bis auf eine mäßig ausgeprägte Obstipation, die mit Bifiteral® (Lactulose) und Laxoberal® (Natriumpicosulfat) ausreichend kontrolliert ist, werden keine weiteren Nebenwirkun-gen beschrieben. Die Patientin war während des Behandlungszeit-raums in der Lage, ihre Berufsausbildung mit Erfolg zu beenden, und geht heute als Postbeamtin einer regelmäßigen Tätigkeit nach.

 Merke

Bei Ineffektivität der Koanalgetika an den Einsatz von Opioiden denken. Keine Scheu vor einer Opioiddauertherapie bei nichttu-morbedingten Schmerzen!

Fallbeispiel 12.2.3

Bei der 66-jährigen Patientin bestand seit 25 Jahren eine chronische Polyarthritis mit arthrotischen und destruktiven Veränderungen der Schulter- und Handgelenke. Die Patientin klagte über klop-fende, bohrende Schmerzen der Stärke 10 auf der NRS im Bereich sämtlicher großer Gelenke. Zusätzlich bestand eine kortikoidindu-zierte Osteoporose. Bisherige Therapieversuche zur Schmerzthera-pie wie Akupunktur, Nonsteroidalanalgetika (Voltaren®) und nie-derpotente Opioide (Valoron®N-Tropfen) waren ohne Erfolg geblieben. Unter der Einnahme der nichtsteroidalen Antiphlogis-tika entwickelte sich eine allergische Vaskulitis.

Schmerzdiagnose
Nozizeptorschmerz in allen großen Gelenken.

Aufgrund der Schmerzintensität NRS 10 stellten wir die Patientin schon bei ihrem Erstvorstellungstermin von vorher 500 mg Valoron®N-Tropfen/Tag auf WHO-Stufe III (Morphin) ein.

Medikament	Einnahmezeiten						Indikation
	6:00 Uhr	10:00 Uhr	14:00 Uhr	18:00 Uhr	22:00 Uhr	2:00 Uhr	
MST® 30 mg Tbl	1			1			Schmerzmittel
Novalgin® Trpf	20	20	20	20	20		Schmerzmittel
Laxoberal® Trpf	30						bei Verstopfung
Bifiteral® Saft ml	10						bei Verstopfung
Bondronat® 2 mg i. v.	alle 3 Mon						bei Osteoporose
Zusatzmedikation							
Haldol® Trpf	5 Trpf						bei Übelkeit

Abb. 12.8:   Medikation der Patientin in Fallbeispiel 12.2.3

Zur Osteoporosebehandlung verordneten wir eine Infusionstherapie mit 2 mg Bondronat® (Ibandronsäure) in 100 ml NaCl 0,9 % im Drei-Monats-Rhythmus.
Unter dieser Medikation kam es zu einer Schmerzreduktion von NRS 0-2. Ferner berichtete die Patientin, dass sowohl ihre körperliche Aktivität als auch ihre Lebensqualität erheblich verbessert seien und sie wieder leichte Arbeiten im Haushalt verrichten könne.

Merke

Kenntnis alternativer Analgetika bei Medikamentenallergie. An Koanalgetika denken!

Fallbeispiel 12.2.4

Es handelt sich um einen 48-jährigen Patienten mit Z. n. Operation im Bereich der linken Leiste (Herniotomie und Hernioplastik). Nach Revision und operativer Neurolyse entwickelte sich eine Nervus ilioinguinalis-Neuralgie links. Der Patient berichtete, dass die Schmerzen nach der ersten Herniotomie erstmals aufgetreten seien. Im Laufe der Zeit hätten sie an Intensität und Frequenz sowie auch bezüglich der Schmerzausdehnung zugenommen. Die Schmerzstärke wurde mit NRS 7 angegeben, wobei vereinzelt Schmerzspitzen bis zu NRS 9 vorkämen. Die Schmerzen träten vor allem nach längerem Gehen oder Stehen auf und zögen von der Leiste in den Bereich des linken Hodens. Die Schmerzen wurden als stechend und blitzartig einschießend beschrieben; zudem bestünde ein Druckschmerz. Husten und Niesen führe zu einer Schmerzverstärkung. Weiterhin klagte er aufgrund der Schmerzen über Einschlafstörungen.

Die Vortherapie hinsichtlich der Schmerzen habe unter anderem in Infiltrationen im Bereich der Narbe, Verabreichung von retardiertem Tramadol, Gabe von Timonil® (Carbamazepin) und Anafranil® (Clomipramin) bestanden. Unter diesen Behandlungen sei es zu keiner zufriedenstellenden Schmerzreduktion gekommen.

Bei der körperlichen Untersuchung des Patienten fiel ein Druckschmerz im Narbenbereich auf. Es bestand eine Hypästhesie im Bereich der Narbe und im Versorgungsbereich des Nervus ilioinguinalis.

Zur Schmerzbehandlung führten wir primär eine Blockadeserie des Nervus ilioinguinalis links mit 0,25 % Carbostesin® unter Einsatz eines Nervstimulators durch. Die Blockaden führten jedesmal zu einer guten Schmerzreduktion (NRS 1). Deshalb entschlossen wir uns nach der Blockadeserie (10 ×) zu einer Kryoanalgesie des Nervus ilioinguinalis. Wir entließen den Patienten in die hausärztliche Betreuung mit der Option zur Durchführung einer erneuten Kryotherapie bei Wiederauftreten der Schmerzsymptomatik.

 Merke

Alternative Behandlungsmöglichkeiten bei Ineffizienz oraler Medikation!

Fallbeispiel 12.2.5

Im Frühjahr 1999 wurde unserer Schmerzambulanz eine 70-jährige Patientin mit einer symptomatischen Trigeminusneuralgie aus der neurologischen Universitätsklinik konsiliarisch vorgestellt.
Die Patientin berichtete über eine sehr wechselhafte Schmerzgeschichte. Anfang 1983 seien die Gesichtsschmerzen erstmals aufgetreten, mit durch Berührung ausgelösten Attacken im Bereich des linken Auges. Unter der Diagnose einer Trigeminusneuralgie wurde die Behandlung mit Tegretal® (Carbamazepin) in wechselnder Dosierung begonnen. Zwischenzeitlich wurde die Patientin neuraltherapeutisch behandelt. Im Zeitraum von 1995 bis Anfang 1996 war die Patientin auch ohne medikamentöse Therapie fast schmerzfrei. Im Juli 1996 traten erneut Schmerzattacken, diesmal im Oberkiefer links auf. Unter erneuter Behandlung mit Tegretal® traten jedoch jetzt starke Nebenwirkungen, wie Übelkeit, Erbrechen, Schwindel und Benommenheit, auf. Ein Therapieversuch mit Akupunktur blieb ebenfalls erfolglos. 1997 wurde die Patientin stationär in einer Schmerzklinik aufgenommen. Hier wurden eine Myoarthropathie des Kiefergelenkes sowie ein chronischer Spannungskopfschmerz diagnostiziert und daraufhin eine medikamentöse Therapie mit Rivotril® und Haldol® eingeleitet. Darunter trat eine deutliche Reduktion der Schmerzintensität und der Attackenhäufigkeit auf.

Bei erneutem Auftreten von einschießenden, stechenden Schmerzen, vor allem im Bereich des linken Auges, erfolgte im April 1998 die stationäre Aufnahme in der neurologischen Universitätsklinik. Während der Schmerzattacken beobachtete die Patientin eine Rötung des Auges sowie Tränenfluss. Essen, Sprechen und Blickwendung nach links oben führte zu einer Schmerzverstärkung. Vonseiten der Neurologie wurde die zuvor eingenommene Rivotrilgabe durch Tegretal® ersetzt. Im CT/NMR des Kopfes fand sich eine kleine mediale temporale Arachnoidalzyste linksseitig, die an das Ganglion gasseri heranreichte. Die Trigeminus-SEP des 1. und 3. Astes waren unauffällig, der linksseitige Blinkreflex war pathologisch, entsprechend einer Schädigung des 1. Trigeminusastes. In der hiesigen Abteilung für Stereotaxie wurde der Patientin eine Thermokoagulation des Ganglion gasseri empfohlen, die die Patientin jedoch ablehnte.

Zunächst führten wir eine lokale Opioidapplikation am Ganglion cervicale superius (GCS) durch. Bei dieser Technik werden 0,03 mg Temgesic® (Buprenorphin) in 3 ml NaCl 0,9% an das obige Ganglion gespritzt *(siehe Kapitel 9.3.3.1)*. Nach der ersten Blockade war die Patientin für eine Stunde schmerzfrei, danach traten die Beschwerden erneut auf. Unter Wiederholung der Blockaden wurde das schmerzfreie Intervall immer länger. Die ersten zehn Blockaden führten wir in Serie 3 ×/Woche durch. Danach verlängerten wir die Abstände und führten weitere Blockaden in 14-tägigen Abständen durch. Darunter und unter der begleitenden Medikation mit 400 mg Tegretal®/Tag war die Patientin gut schmerzgelindert und soweit zufrieden, dass wir die Behandlung beenden konnten.

 Merke
Indikation zur ganglionären Opioidapplikation (GLOA) bei Trigeminusneuralgien und/oder atypischen Gesichtsschmerzen!

Fallbeispiel 12.2.6

Hierbei handelt es sich um einen 69-jährigen Patienten, der seit 12 Jahren unter brennenden Schmerzen der linken Großzehe leidet „als wenn einer Säure auf eine offene Wunde gießt". Nach eingehender Diagnostik konnte eine organische Ursache ausgeschlossen werden. Nach mehreren medikamentösen (Antikonvulsiva, Opioide) und invasiven Therapieversuchen stellten wir den Patienten in der Klinik für Psychosomatik vor. Bei der Exploration stellte sich heraus, dass der Schmerz zum ersten Mal bei der Trennung von seiner Frau aufgetreten sei. Weiterhin habe ihn sehr getroffen, dass die einzige Tochter, die nach dem Auszug der Mutter aus dem gemeinsamen Haus zunächst bei ihm geblieben sei, plötzlich nach drei Jahren mit all ihren Sachen ausgezogen sei und nur einen Abschiedsbrief hinterlassen habe. Seit dieser Zeit habe er seine Tochter nicht mehr gesehen. Die Schmerzen wurden danach so stark, dass er sich in stationäre Behandlung begeben musste. Seit Auszug seiner Tochter lebe er alleine und fühle sich sehr einsam. Im weiteren Gesprächsverlauf ergaben sich Hinweise dafür, dass das Schmerzerleben des Patienten durch emotionale Faktoren erheblich beeinflusst wird. Hierzu gehört die Tatsache, dass der Schmerz vor allem in Ruhe auftritt, insbesondere abends oder nachts, wenn der Patient alleine ist. Auffällig ist auch, dass der Schmerz für den Patienten eine zentrale Rolle in seinem Leben eingenommen hat, was darauf hindeuten könnte, dass er hierdurch konfliktreiche Bereiche, wie z. B. die Trennung von seiner Frau und seiner Tochter, abwehren kann.

Der Arzt für Psychosomatik stellte folgende *Diagnose:* Somatoforme Schmerzstörung.

Er bot dem Patienten eine Gesprächtherapie zur Schmerzbewältigung an, die der Patient nach einer Bedenkzeit gerne in Anspruch nahm.

 Merke

Chronische Schmerzpatienten mit einer mehrjährigen Schmerzkarriere sollten in der Regel *interdisziplinär* behandelt werden. Im besonderen bei therapieresistenten Schmerzsyndromen, die keiner organischen Schmerzursache zuzuordnen sind, ist es dringend erforderlich, einen Arzt für Psychosomatik oder Psychologen zur weiteren Diagnostik hinzuzuziehen *(siehe Kapitel 3.3.1)*!

Fallbeispiel 12.2.7

Im September 2004 stellte sich ein 62-jähriger Patient mit seit 12 Jahren bestehenden LWS-Beschwerden mit Radikulopathie bei Bandscheibenvorfall und Spinalkanalstenose erstmals bei uns vor. Weiterhin litt er unter ischämiebedingten Schmerzen im rechten Bein bei Z. n. mehreren Bypass-Operationen bei arterieller Verschlusskrankheit (pAVK) Stadium II b.

Schmerzdiagnose
- Radikulär ausstrahlende Rückenschmerzen
- Ischämieschmerzen bei pAVK.

Der Patient klagte über starke drückende Dauerschmerzen (NRS 9) mit einschießenden Schmerzattacken, die mehrmals am Tag und auch in der Nacht aufträten. Sein Nachtschlaf sei erheblich gestört, sodass er sich am Tage matt und erschöpft fühle. Da der Patient markumarisiert war, war die Durchführung regionalanästhesiologischer Verfahren, wie z. B. Paravertebral- oder Nervenwurzelblockaden, nicht möglich. Wir entschlossen uns zu einer Pharmakotherapie mit einem niederpotenten Opioid (Tramal® long 400 mg/Tag), einem Nonsteroidalanalgetikum (Proxen® 1000 mg/Tag) und einem Antikonvulsivum (Rivotril®-Trpf. 3–3–5/Tag). Bei Wiedervorstellung nach einer Woche klagte der Patient weiterhin über starke Dauerschmerzen und zusätzlich über gastrointestinale Nebenwirkungen, die Anfallshäufigkeit der einschießenden Schmerzattacken sei jedoch deutlich geringer. Da die Schmerzreduktion bei persistierender Übelkeit nur sehr gering und der Patient unzufrieden war, wurden Tramal® long und Proxen® abgesetzt und ein 25 µg/h Durogesic®SMAT-Pflaster verordnet. Die Komedikation mit Rivotril®-Tropfen wurde beibehalten. Hierunter besserten sich die Schmerzen deutlich (NRS 3). Die Übelkeit war nicht mehr vorhanden und trat auch nach Absetzen der antiemetischen Therapie nicht wieder auf. Ebensowenig klagte der Patient über die für viele Opioide typische Obstipation. Die krankengymnastischen Übungen konnten nun eingeleitet werden. Nach zwei Monaten reichte die Schmerzreduktion aufgrund größerer Alltagsbelastung nicht mehr aus, die eine Dosiserhöhung im weiteren Behandlungsverlauf auf 75 µg/h Durogesic®SMAT notwendig machte. Hierunter war der Patient zufrieden, sodass die Physio- und Kältetherapie fortgeführt werden konnte.

 Merke

Bei anhaltenden Nebenwirkungen unter oraler Opioidgabe auf transdermale Opioidapplikation umstellen!

Medikament	Einnahmezeiten						Indikation
	7:00 Uhr	Uhr	13:00 Uhr	Uhr	19:00 Uhr	Uhr	
Durogesic®SMAT 75 TTS	1 Pflaster alle 3 Tage						Schmerzmittel
Rivotril® Trpf	3		3		5		bei einschie-ßenden Schmerzen
Zusatzmedikation							
Rivotril® Trpf	5 Trpf so oft wie nötig						bei Schmerz-attacken

Abb. 12.9:   Medikation des Patienten in Fallbeispiel 12.2.7

Literatur

Fallbeispiele aus der Schmerzambulanz der Klinik für Anästhesiologie und Operative Intensivmedizin der Universität zu Köln.

13 Konzept der Palliativmedizin

Definition

Laut WHO ist „Palliativmedizin die aktive, ganzheitliche Behandlung von Patienten mit einer progredienten, weit fortgeschrittenen Erkrankung und einer begrenzten Lebenserwartung zu der Zeit, in der die Erkrankung nicht mehr auf eine kurative Behandlung anspricht und die Beherrschung der Schmerzen, anderen Krankheitsbeschwerden, psychologischen, sozialen und spirituellen Probleme höchste Priorität besitzt."

13.1 Kurativ – Palliativ

Die kurative Medizin legt ihren Schwerpunkt auf die „Heilung" (*curare:* lat. heilen) und Lebenserhaltung bzw. Lebensverlängerung. Der Tod eines Patienten muss so lange wie möglich hinausgezögert werden und gilt in manchen Bereichen teilweise noch als „Versagen" der ärztlichen Kunst. In der Palliativmedizin (*pallium:* lat. Mantel) geht es vor allem um die Linderung von Leiden. Die Zeit des Sterbens wird als eine Zeit des Lebens gesehen und wird weder hinausgezögert noch verkürzt. Im Mittelpunkt steht nicht nur die Behandlung von krankheitsbedingten Symptomen und Beschwerden, sondern auch das Wohlbefinden in allen Bereichen, wie physisch, psychisch, sozial und spirituell (*siehe Kap. 5*). Die Palliativmedizin zielt auf die Erhaltung der höchstmöglichen Lebensqualität für den Patienten und für seine Angehörigen ab, ohne sich dabei auf das „Wann", „Wo", „Wie" und „Durch wen" festlegen zu lassen. Palliativmedizin kann in Hospizen, Palliativstationen, in der onkologischen oder schmerztherapeutischen Praxis, in ambulanten Hospizeinrichtungen oder zu Hause, also letztendlich überall, wo ärztliches oder pflegerisches Handeln notwendig wird, ausgeübt werden. Das Angebot umfasst Symptomkontrolle, Betreu-

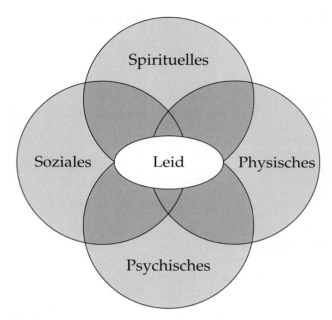

Abb. 13.1:   Die vier Dimensionen des Leidens

ung in der Terminalphase, Beratung und Unterstützung der Familie, Betreuung zu Hause, Begleitung in der Trauerphase.
Die Übergänge von kurativer zu palliativer Therapie sind fließend.
Wichtig ist, sich über das Ziel der Behandlung – kurativ oder palli-
ativ – klar zu sein.

Das Konzept der Palliativmedizin gilt für Menschen mit jeder Erkrankung, die unter einer nicht heilbaren und progredienten Erkrankung leiden und eine begrenzte Lebenserwartung haben,
z. B. Tumorerkrankungen, AIDS, neurologische und geriatrische
Erkrankungen sowie pädiatrische Stoffwechselstörungen.

13.1.1 Grundsätze der Palliativmedizin

„Nicht dem Leben mehr Tage hinzufügen, sondern den Tagen mehr Leben geben" (C. Saunders).

Die Palliativmedizin wird häufig als eine *neue* medizinische Disziplin beschrieben. Das ist sie jedoch nicht. Sie ist wahrscheinlich die älteste überhaupt, denn früher gab es bei fast keiner Erkrankung einen kurativen Ansatz. Neu sind die medizinischen und wissenschaftlichen Fortschritte der letzten Jahrzehnte in der Schmerztherapie und Symptomkontrolle sowie die Erkenntnisse von elementaren Bedürfnissen Schwerstkranker und Sterbender. Wiederentdeckt wurden Kommunikation, Ethik, Mitmenschlichkeit, Teamarbeit und der Mensch in seiner ganzheitlichen Dimension. Während der ersten Hälfte des 20. Jahrhunderts wurde die Betreuung von Patienten in der Terminalphase zunehmend vernachlässigt. Diese Entwicklung wurde sowohl durch Änderungen in der Gesellschaft als auch durch den Glauben an die Fortschritte der technisierten Medizin begünstigt. Anfang der 60er Jahre jedoch revolutionierten zwei Ärztinnen – Elisabeth Kübler-Ross und Dame Cicely Saunders – die Pflege und Betreuung Terminalkranker. E. Kübler-Ross war bahnbrechend für die Kommunikation mit Sterbenden, C. Saunders gründete 1967 mit dem St. Chistophers Hospice das erste Hospiz der modernen Hospizbewegung. Die Hospizidee ist der zentrale Ausgangspunkt für die Hospizbewegung und die Palliativmedizin.

1977 hat C. Saunders die Grundzüge der Palliativmedizin zusammengefasst:

- ein neuer Umgang mit Leben, Sterben und Tod
- ein neuer mitmenschlicher Umgang durch Wiedergewinnen von Familienzugehörigkeit und Nachbarschaftshilfe
- Behandlung des Patienten in der Umgebung seiner Wahl, z. B. zu Hause, im Pflege- oder Altenheim, ambulant, stationär
- das Erhalten von Autonomie und Würde Schwerstkranker und Sterbender
- Akzeptanz des Todes als einen Teil des Lebens. Bejahung des Lebens; der Tod soll weder beschleunigt noch hinausgezögert werden, aktive Sterbehilfe wird strikt abgelehnt

- kontinuierliche Betreuung des Patienten und seiner Angehörigen bis zum Tod und in der Trauerzeit
- Verzicht auf aufwändige „Apparatemedizin"
- individuelle Behandlung jedes Patienten im multidisziplinären Team rund um die Uhr
- psychologische, soziale und seelsorgerische Aspekte der Behandlung so integrieren, dass es dem Patienten und den Angehörigen möglich wird, den bevorstehenden Tod konstruktiv zu verarbeiten
- Offenheit und Wahrhaftigkeit zum Aufbau eines Vertrauensverhältnisses
- intensive medizinische Betreuung der Symptomkontrolle, z. B. von Schmerzen und anderen Symptomen
- fachliche Pflege durch speziell geschultes Personal, um dem Patienten ein aktives und kreatives Leben zu ermöglichen
- Forschung, Dokumentation und Auswertung der Behandlungsergebnisse
- Unterricht und Ausbildung von Ärzten, Pflegekräften, Seelsorgern, Sozialarbeitern und Ehrenamtlichen.

13.1.2 Ziele der Palliativmedizin

„Erinnert Euch an Euer Mensch-Sein und an Eure Menschlichkeit – und vergesst den Rest!" (Motto der Einstein-Russell-Medaille für humanitäre Verdienste)

Aufgabe und Ziel der Palliativmedizin bzw. -pflege ist es, eine Unterstützung anzubieten, damit der Patient eine bestmögliche Lebensqualität in seiner ihm verbleibenden Zeit erreichen kann. Die Palliativpflege erfordert eine ganzheitliche Wahrnehmung des Patienten und ist geprägt durch die Grundhaltung eines würdevollen, respektvollen Umgangs mit dem Patienten. Über das Wahrnehmen der Probleme und Bedürfnisse hinaus muss es zu einer Auseinandersetzung mit dem psychischen und physischen Leid des Patienten kommen. Ergänzt durch Fachwissen und pflegerische Kompetenz wird eine Umsetzung möglich, die positive Akzente setzt und nicht durch Hoffnungslosigkeit blockiert wird.

Merke

- Diagnostik und Therapie dürfen die verbleibende Lebensqualität nicht verschlechtern
- Linderung von Schmerzen und anderer Symptome als Schwerpunkt medizinischer Betreuung
- Begleitung von Schwerkranken, Sterbenden und deren Angehörigen in der Sterbe- und Trauerzeit, um den Verlust des Angehörigen zu verarbeiten
- das Sterben wird „als ein Teil des Lebens" anerkannt und ein „Leben bis zum Tod" ermöglicht
- ganzheitliches Wahrnehmen des Patienten
- die individuellen Bedürfnisse und Wünsche des Patienten stehen im Vordergrund:
  - im Sterben nicht alleine gelassen werden
  - an einem vertrauten Ort mit vertrauten Menschen sterben
  - nicht unter starken körperlichen Beschwerden leiden
  - die letzten Dinge regeln können
- offener Umgang mit Sterben und Tod (Patient und ggf. Angehörige sind über Diagnose und Prognose aufgeklärt und wissen um den herannahenden Tod)
- lebensverlängernde Maßnahmen werden nicht gewünscht
- Zeit hat für den Schwerkranken und seine Angehörigen eine andere Dimension bekommen, da sie begrenzt und wertvoll geworden ist
- intensive Öffentlichkeitsarbeit (sorgt für einen anderen Umgang mit Krankheit, Sterben, Tod und Trauer in der Bevölkerung).

13.1.3 Entwicklung und Stand der Hospizbetreuung und Palliativmedizin

Die Sorge für Kranke, Schwache und Alte ist ein Zeichen sozialer Strukturen in einer Gesellschaft und hat ihre Wurzeln bereits weit vor unserer Zeitrechnung. In der byzantinischen und frühchristlichen Geschichte finden sich erste Orte der Pflege, Xenodochien (Herbergen) genannt. In der römischen Antike wurden diese Gasthäuser Hospitium genannt. Während der Kreuzzüge (Mittelalter) entstanden entlang der Pilgerwege viele dieser Hospize als

Gast- und Rasthäuser (Hotels). Dort wurden müde, alte und kranke Wanderer auch bis zum Tode gepflegt. Erste Hospize speziell für die Pflege Schwerstkranker und Sterbender (Hospitäler) entstanden im 18. Jahrhundert in Irland (Dublin) und Frankreich (Lyon). Von dort verbreitete sich die Idee in mehrere europäische Länder. Das St. Christophers Hospice in London, 1967 gegründet von Dame Cicely Saunders, gilt als Ausgangspunkt der modernen Hospizbewegung. Die Hospizidee breitete sich in Großbritannien rasch aus, und viele andere Länder schlossen sich dieser Bewegung an. 1974 wurde das erste „Hospital-Support-Team" im St. Louis Hospital in New York etabliert, und 1975 wurde die weltweit erste Palliativstation am Royal Victoria Hospital (Kanada) eröffnet. Belfour Mount, der Gründer dieses Palliative Care Service, benutzte als erster das Wort „palliative". Dieser Palliative Care Service bot auch gleichzeitig einen Hausbetreuungsdienst und ein „Hospital-Consulting-Team" an. Die dargestellte Entwicklung zeigt, dass „Hospice Care" oder „Palliative Care" nicht auf eine spezielle Einrichtung beschränkt ist, sondern dass das Anliegen der Hospizidee in vielfältiger Weise verwirklicht werden kann. Inzwischen hat sich die Hospizidee in über 50 Ländern der Welt ausgebreitet. Die Palliativmedizin ist eng verknüpft mit der Hospizbewegung, deren gemeinsamer Nenner die Hospizidee ist.

In Deutschland gingen die ersten stationären und ambulanten Einrichtungen auf Einzelinitiativen zurück. So wurde 1983 an der Chirurgischen Universitätsklinik in Köln auf Initiative von Herrn Professor Pichlmaier, Herrn Dr. Detlev Zech, Herrn Pfarrer Zielinski und Frau Dr. Jonen-Thielemann die erste Palliativstation als Modellprojekt mit fünf Betten, unterstützt von der Deutschen Krebshilfe in Bonn, eröffnet. Im Dezember 1992 wurde dieses Modellprojekt mit der Fertigstellung des Dr.-Mildred-Scheel-Hauses nochmals deutlich verbessert. Hier sind in einem Gebäude zwei Palliativstationen mit 15 Betten, Räume für die Schmerzambulanz, Hausbetreuungsdienst, Ernährungsberatung und die Tumornachsorge, ein Eingriffsraum sowie die Mildred-Scheel-Akademie mit Seminaren, Kursen und Vorlesungen zu palliativmedizinischen Themen vereint. 1990 gab es erst drei Palliativstationen in Deutschland. 1994 wurde auf der Grundlage international anerkannter Zielsetzung der Palliativmedizin die Deutsche Gesellschaft für Palliativmedizin gegründet, die 1996 in Köln und 1998 in Berlin zwei nationale Kongresse durchführte. Obwohl wir heutzutage über 97 Palliativstationen und ca. 114 stationäre Hospizeinrichtungen verfügen, können nur 2–3% der Patienten, die an einer Krebserkrankung sterben, auf Palliativstationen betreut werden. Diese Zahlen zeigen, dass noch genügend Handlungsbedarf für die Zukunft vorhanden ist. Die stationäre Versorgung dieser Patientengruppe wird im besonderen an den deutschen Universitäten vernachlässigt. Es existieren von den 97 Palliativstationen nur sechs an Universitäten. Die erste Professur für Palliativmedizin wurde 1999 an der Universität Bonn eingerichtet, die zweite 2003 in Aachen und die dritte voraussichtlich 2004 in Köln.

13.1.4 Geschichte der Palliativmedizin

1967 Dame Cicely Saunders gründete St. Christophers Hospice in London (England)

1971 Dokumentarfilm über St. Christophers Hospice „Noch 16 Tage" von R. Iblacker SJ löst in Deutschland Diskussion über Hospizidee aus

1974 Hospital Support-Team im St. Louis Hospital in New York

1975 Palliativstation am Royal Victoria Hospital in Montreal (Kanada) eröffnet

1983 Eröffnung der ersten deutschen Palliativstation (Chir. Klinik der Univ. Köln)

1985 Gründung des ersten regionalen Hospizvereins (München) und des bundesweiten Vereins „OMEGA – mit dem Sterben leben e. V."

ab 1985 In vielen Städten werden ehrenamtlich arbeitende Hospizgruppen (Vereine, Arbeitsgemeinschaften, Initiativen u. a. Organisationsformen) gegründet

1986 Gründung der „Internationalen Gesellschaft für Sterbebegleitung und Lebenshilfe e. V." (IGSL)

1986 Eröffnung des ersten stationären Hospizes (Aachen)

1992 Gründung der „Bundesarbeitsgemeinschaft Hospiz" (BAG)

1993 BM Gesundheit fördert pro Bundesland eine „Palliativstation" nach Kölner Vorbild

1995 Gründung der „Deutschen Gesellschaft für Palliativmedizin"

1996 Erster bundesweiter Palliativmedizin-Kongress (Köln)

1997 Zusammenschluss der Landesarbeitsgemeinschaften Hospiz (LAG) in der Bundesarbeitsgemeinschaft (BAG)

2000 Über 55 Palliativstationen und ca. 60 stationäre Hospizeinrichtungen, mehrere Hundert ambulante Hospizgruppen betreuen Schwerkranke, Sterbende und deren Angehörige in Deutschland.

13.1.5 Diagnostik in der Palliativmedizin

Bei der Betreuung Schwerstkranker und Sterbender sollten genauso wie in der Akutmedizin alle notwendigen diagnostischen Verfahren durchgeführt werden. Die Tatsache, dass ein Mensch stirbt, bedeutet nicht, dass man nichts mehr für ihn tut, d. h. auch keine Diagnostik durchführt. Sie sollte sich jedoch nur auf das Notwendigste beschränken. Aufwändigere Diagnostik ist nur bei therapeutischer Relevanz indiziert.

Die Realität zeigt aber leider, dass gerade bei sterbenden Menschen häufig unnötige Untersuchungen ohne Konsequenzen angeordnet werden. Dies geschieht sicher oftmals unbedacht, aber auch aus Hilflosigkeit, um den eigentlichen Problemen nicht ins Auge schauen zu müssen bzw. sie zu ignorieren. Auf keinen Fall darf die Diagnostik Ersatz für das Gespräch und die Begleitung sein. Im Gegenteil, vor jeder Diagnostik muss mit dem Patienten folgendes geklärt sein:

 Merke

- Welche Beschwerden bestehen zur Zeit? Z. B. klagt ein Patient über starke Kopfschmerzen bei bekanntem metastasierendem Prostata-Ca

- Welche Ursachen werden vermutet? Z. B. können Hirnmetastasen vorhanden sein
- Können diese Probleme behandelt werden?
- Welche Therapie steht hierfür zur Verfügung? Z. B. symptomorientierte Schmerztherapie oder bei Metastasen Radiatio oder Steroide
- Wünscht der Patient eine dieser Therapien? Z. B. keine Radiatio, jedoch Medikamente
- Welche diagnostischen Maßnahmen sind erforderlich, um die Diagnose zu sichern und die Therapie durchzuführen? Z. B. besteht bei gewünschter Radiatio die Notwendigkeit eines Schädel-CTs, bei Steroidgabe eher nicht
- Ist dem Patienten eine z. B. 40 km lange Fahrt zum Radiologen zuzumuten?
- Ist die Diagnose klinisch gesichert genug, sodass auf weitere Diagnostik verzichtet werden kann, und welche Risiken sind damit verbunden? Z. B. macht ein Krampfanfall zusätzlich zu den geklagten Kopfschmerzen die Diagnose Hirnmetastasen sehr wahrscheinlich
- Wie sieht die notwendige Therapie konkret aus? Sind z. B. die weiten Fahrten zum Strahlentherapeuten nicht zumutbar, sollte eine rein symptomatische Krampfprophylaxe mit Steroiden erfolgen
- Welche Therapiemaßnahmen bestehen ohne ausgedehnte Diagnostik? Z. B. rein symptomorientierte Schmerztherapie oder ggf. antikonvulsive Behandlung (*siehe Kapitel 8.1*).

Empfehlungen
- Diagnostik sollte nur durchgeführt werden, wenn sie eine Konsequenz für die Therapie des Patienten hat
- keine Routineuntersuchungen wie z. B. Rö-Thorax oder EKG
- ausschließlich symptomorientierte Diagnostik – warum röntgen, wenn keine Beschwerden vorliegen?
- den Patienten in alle Entscheidungen mit einbeziehen
- mit verständlicher Sprache Diagnostik und Konsequenz für Patienten und Angehörige erklären.

Folgende Untersuchungen können bei der Diagnostik und Therapie hilfreich sein:

Therapie

- Kalziumbestimmung zum Ausschluss einer Hyperkalzämie, falls es sinnvoll ist, die Hyperkalzämie zu behandeln → z. B. bei der Therapie der Grundkrankheiten Plasmozytom oder Leukämie; weniger sinnvoll bei soliden Tumoren → meist Zeichen für die Terminalphase
- Hämoglobinbestimmung zur Diagnostik einer transfusionsbedürftigen Anämie, falls der Patient mit Transfusionen einverstanden ist
- Digitalis- und Theophyllinspiegelbestimmungen → bei entsprechender Medikamenteneinnahme und gleichzeitiger Übelkeit
- Kreatinin- und Harnstoffbestimmung bei ungeklärter Ursache → zur Anpassung nierenpflichtiger Medikamente
- g-GT-, CHE-, GOT- und Quick-Bestimmung zur Beurteilung der Leberfunktion → bei Gabe hepatisch verstoffwechselter Medikamente
- Sonographie bzw. Rö-Thorax → zur Abklärung eines punktionswürdigen Pleuraergusses
- Sonographie des Abdomens → bei Aszites, Ileus, Harnverhalt und Restharn.

Folgende Untersuchungen zeigen Beispiele für unnötige Diagnostik auf:

- Routine-EKG → liegen meistenteils mehrere in der Akte vor
- Rö-Thorax → nach Punktion eines großen Pleuraergusses ohne klinische Zeichen eines Pneumothorax
- CT des Kopfes → bei bekannten Hirnmetastasen und Krampfanfall
- Blutgasanalyse → bei Zyanose, wenn klar ist, dass eine Intensivtherapie vom Patienten nicht gewünscht bzw. nicht sinnvoll ist
- Abdomenübersicht → bei klinischen Zeichen des Ileus und klarer Entscheidung des Patienten gegen eine Operation
- Bilirubinbestimmung → Erhöhung ohne Ikterus hat keine Konsequenz, bei bestehendem Ikterus ist es erhöht, daher kann die Messung entfallen.

Sinnvolle Untersuchungen eines Palliativpatienten:

Empfehlungen
- Kleines Blutbild
- Natrium, Kalium, Kalzium
- Quick
- GOT.

13.2 Organisationsformen in der Palliativmedizin

Organisationsformen lassen sich sowohl im stationären, teilstationären als auch im ambulanten Bereich finden.

Stationärer Bereich
Palliativstationen sind entweder in ein Krankenhaus integriert oder diesem angeschlossen und können auf dessen apparative und personelle Ressourcen zurückgreifen.

Hospize sind eigenständige Einrichtungen, die von einer Pflegekraft geleitet werden. Die ärztliche Versorgung erfolgt hier meistens durch die Hausärzte der Patienten.

Ein *palliativmedizinisches Konsiliarteam* kann allgemeine Krankenhausabteilungen in der Schmerztherapie, Symptomkontrolle, ganzheitlichen Pflege und der psychosozialen Begleitung beraten und bei Problemfällen selbst die Behandlung übernehmen. Oft wird diese Aufgabe vom onkologischen oder schmerztherapeutischen Konsiliardienst mit übernommen.

Ambulanter Bereich
Tageshospize können dem Patienten eine medizinische (Schmerztherapie, Symptomkontrolle, Physiotherapie) oder soziale (Beschäftigungstherapie, Krankheitsbewältigungsstrategien, Herstellung gesellschaftlicher Kontakte) Versorgung in ihren Räumlichkeiten anbieten. Meistens sind sie integrativer Teil eines stationären Hospizes, einer Palliativstation oder eines Hausbetreuungsdienstes.

Hausbetreuungsdienste ermöglichen dem Patienten, auch die letzte Lebensphase in ihrer gewohnten Umgebung zu verbringen, indem sie die medizinische und pflegerische Versorgung dort durchführen.

Ambulante Hospizdienste und *Hospizinitiativen* übernehmen ebenfalls einen Teil der medizinischen und pflegerischen Versorgung und bieten eine psychosoziale Unterstützung der Patienten, der Angehörigen und später der Hinterbliebenen an. *Ehrenamtliche Helfer* finden sich vor allem in diesem Bereich, können aber auch in allen anderen Bereichen mitarbeiten.

Tabelle 13.1: Organisationsformen in der Palliativmedizin

Stationärer Bereich	Hospiz Palliativstation Konsiliardienst
Ambulanter Bereich	Tagesklinik Ambulantes Hospiz Spezialambulanzen (Schmerzambulanz, Tumornachsorge)
Häuslicher Bereich	Betreuung zu Hause durch: Hausbetreuungsdienst, Hausarztpraxis/Facharztpraxis
	Integration in ärztliche und krankenpflegerische Ausbildung

13.2.1 Vernetzung häusliche – stationäre Betreuung

Aufnahmekriterien für Palliativeinheiten

Die Entscheidung für eine Aufnahme muss individuell getroffen werden. Nicht jeder hat eine Familie, und nicht jede Familie ist in der Lage, schwerstkranke Patienten im Endstadium zu betreuen und zu pflegen. Häufig scheitert die weitere Betreuung zu Hause an der physischen und psychischen Überlastung der Angehörigen. Folgende Indikationen und Aufnahmekriterien gelten in der Regel für die meisten Palliativstationen:

- Der Patient leidet an einer unheilbaren, fortschreitenden Erkrankung mit Krankheitssymptomen, die zu Hause oder in einem Pflegeheim nicht mehr beherrschbar sind, z. B. Schmerzen, Übelkeit, unstillbares Erbrechen, Atemnot-Angst-Syndrom, Verwirrtheit, Unruhe, und vieles mehr
- unzureichende Versorgung zu Hause durch Zusammenbruch oder Nichtvorhandensein eines versorgenden sozialen Netzes (Familie, Freunde, Nachbarschaft)
- psychosoziale und seelische Krisen des Patienten, die ambulant oder auf einer Allgemeinstation nicht überwunden werden können
- Patient und Familie sind über Art und Prognose der Erkrankung aufgeklärt
- Patient und Familie billigen das Prinzip der palliativen Pflege und Therapie und wünschen keine lebensverlängernden Maßnahmen
- Patientenverfügung beachten *(siehe Kapitel 13.4)*, falls diese vorliegt
- eine Entlassung nach erfolgter Symptomkontrolle ist Ziel der Behandlung und wird vom Team vorbereitet oder
- der Krankheitsverlauf bis zum Tode macht eine ständige ärztliche Betreuung erforderlich, sodass eine Entlassung nicht möglich ist
- „Notfallaufnahmen" sind selten möglich, evtl. über die Notaufnahmestation des Akutkrankenhauses; Erstversorgung dort mit konsiliarischer Betreuung, Übernahme auf die Palliativstation zum nächstmöglichen Zeitpunkt.

Zunehmend werden Schwerstkranke frühzeitig vom Akutkrankenhaus auf eine Palliativstation übernommen, um dort einen Behandlungsplan zur Symptomkontrolle aufzustellen, die Entlassung nach Hause vorzubereiten und das notwendige Netz zu knüpfen.

Aufnahmekriterien für Hospizeinrichtungen
Für die Aufnahme in Hospizeinrichtungen sind überwiegend pflegerische und soziale Kriterien maßgebend. Entscheidend für die Wahl der Einrichtung ist die Notwendigkeit ärztlicher Betreuung, die in Hospizeinrichtungen von niedergelassenen Ärzten geleistet wird, wodurch eine „Rund-um-die-Uhr" Betreuung in der Regel

nicht gewährleistet ist. Stehen rein medizinische Maßnahmen im Vordergrund, sollte die Palliativstation gewählt werden. Die Grenzen sind allerdings fließend.

Folgende Krankheitsbilder kommen für eine palliativmedizinische Behandlung in Betracht:

- fortgeschrittene Krebserkrankung
- Vollbild der Infektionskrankheit AIDS
- Erkrankungen des Nervensystems mit fortschreitenden Lähmungen
- Endzustände chronischer Nieren-, Herz-, Verdauungstrakt- oder Lungenerkrankungen.

Wenn man davon ausgeht, dass in Hospizen schwerstkranke Patienten im Endstadium ihrer Erkrankung liegen und bekanntermaßen im Finalstadium zahlreiche behandlungsbedürftige Symptome wie Übelkeit, Erbrechen, Myoklonien oder finales Lungenödem auftreten, ist in den Hospizen neben qualifiziertem Pflegepersonal auch ein qualifizierter, unmittelbar verfügbarer Arzt einzufordern.

13.2.2 Einweisung aus dem häuslichen Bereich in ein Akutkrankenhaus

Eine notfallmäßige Einweisung zur sofortigen Symptomkontrolle oder zur Durchführung lebensrettender Maßnahmen ist in der palliativen Situation sehr selten. Bei rascher Verschlechterung des Zustands eines Schwerstkranken sind das „Für" und „Wider" einer Krankenhauseinweisung abzuwägen. Der Hausarzt und der ambulante Pflegedienst haben den Vorteil, den Patienten und die Angehörigen meist schon längere Zeit zu kennen und zu begleiten. Somit können die Faktoren, die für oder gegen eine Einweisung sprechen, besser beurteilt werden. Besonders wichtig ist es, dass der Arzt und das Pflegepersonal im Krankenhaus über die Besonderheiten des Patienten informiert werden. Weiterhin müssen bei der Einweisung in ein Akutkrankenhaus die palliative Situation und, falls bekannt, die Behandlungswünsche des Patienten ausdrücklich betont werden, um unnötige Diagnostik und Therapie zu vermeiden. Vor der stationären Einweisung ist die Einleitung notwendiger Maßnahmen erforderlich.

Empfehlungen

- Vermittlung eines geeigneten Transports (in der Regel liegend)
- Transportschein besorgen
- evtl. Sedieren vor dem Transport
- Information des Begleitpersonals über die Prognose und mögliche Komplikationen auf dem Transport und geeignete Notfallmaßnahmen
- Schmerzmittelbedarfsgabe (Zusatzmedikation) vor dem Transport (*siehe Kapitel 8.3*)
- Bedarfsmedikamente mitgeben
- Patientenunterlagen, Röntgenbilder, Pflegeberichte sowie Medikamentenplan mitgeben
- bei z. B. externen Medikamentenpumpen (*siehe Kapitel 10.5*) → Gebrauchsanleitung mitgeben, wenn nötig, Pumpenfunktion erklären
- Schmerzmedikamente für die ersten stationären Tage mitgeben, um lückenlose Gabe zu gewährleisten (häufig sind die „ausgefallenen" Opioide nicht sofort auf Station verfügbar)
- zur Vermeidung der Gefahren beim Umlagern → Sichern von Kathetern (Broviac-, Blasenkatheter usw.), Infusionssystemen und anderen Zugängen.

Merke

Vor jeder stationären Einweisung nochmals prüfen, ob dies dem Wunsch des Patienten entspricht bzw. ob das Behandlungsziel nicht auch ambulant erreicht werden kann.

13.2.3 Entlassung nach Hause

Es ist für den schwerstkranken Patienten anzustreben, in vertrauter Umgebung seine letzte Lebensphase zu verbringen. Dies bedeutet, dass eine Entlassung nach Hause angestrebt werden sollte. Für manche Patienten ist dies ein letzter Herzenswunsch, den ihnen die Angehörigen gerne erfüllen.

Es kommt jedoch vor, dass das Zuhause nicht gleichzeitig immer der geeignete Ort ist, an dem der Patient sich geborgen fühlt, sodass die Verlegung in eine stationäre Pflegeeinheit eine Kompromisslösung bedeutet. Die Anforderungen an alle Beteiligten bei der Pflege eines Sterbenden dürfen nicht unterschätzt werden. Angehörige müssen evtl. von dem Vorwurf entlastet werden, den Patienten „in das Pflegeheim abzuschieben".

Bei der Entlassung eines Schwerstkranken nach Hause ist eine sorgfältige Vorarbeit notwendig, da der Wechsel für ihn sehr belastend sein kann.

Empfehlungen

- Fachkraft für Pflegeüberleitung informieren (in vielen Krankenhäusern stehen speziell ausgebildete Pflegekräfte oder Kliniksozialarbeiter zur Verfügung)
- Einen Wohnort nahen weiterbetreuenden ambulanten Pflegedienst organisieren
- Anleitung in spezielle Pflegemaßnahmen → gibt allen Beteiligten Sicherheit
- bei technischen Geräten oder komplizierten Verbänden → vor Entlassung Gelegenheit zum „Üben" geben
- Patient, Angehörige, Pflegedienst, Hausarzt bestmöglich über medizinische und pflegerische Situation und mögliche Komplikationen informieren (Entlassungsbericht, Medikamentenpass, Ernährung etc.).

Merke

Ein sterbender Patient sollte nur auf ausdrücklichen Wunsch nach Hause entlassen werden. Weitere Gründe, die gegen eine Entlassung sprechen, sind das Fehlen der Möglichkeit zur häuslichen Pflege und eine fehlende häusliche Versorgung.

13.3 Aufgaben des ambulanten weiterbetreuenden Pflegedienstes

Der weiterbetreuende ambulante Pflegedienst sollte möglichst einige Tage vor Entlassung des Patienten informiert werden, um eine lückenlose individuelle Pflege sicherzustellen. Folgende Bereiche sollten geklärt sein:

Empfehlungen

- Ist der Hausarzt bereit, regelmäßig Hausbesuche durchzuführen?
- Ist der Hausarzt mit der Therapie vertraut?
- den Hausarzt veranlassen, die häusliche Krankenpflege zu verordnen
- Verordnung von Pflegehilfsmitteln durch Hausarzt bei der Kranken- bzw. Pflegekasse beantragen mit Begründung der medizinischen Notwendigkeit, z. B. um häusliche Betreuung zu gewährleisten
- Mittel zur Körperpflege sind vom Hausarzt zu rezeptieren, z. B. Vorlagen, Verbandmaterial, Stomaversorgung, Verbrauchsmaterialien zur externen Pumpenversorgung
- mit dem Hausarzt die notwendigen Medikamente besprechen, evtl. Rezept veranlassen und Angehörige bitten, dieses in der Praxis abzuholen und die Medikamente bereits in der Apotheke vorzubestellen
- Versorgung mit BtM-pflichtigen Substanzen sicherstellen, denn nicht alle Hausärzte verfügen über BtM-Rezepte (*siehe Kapitel 14*)
- evtl. Mitbetreuung durch eine Schmerzambulanz, einen niedergelassenen Schmerztherapeuten oder Onkologen organisieren
- Patientenverfügung beachten! (*siehe Kapitel 13.4*)

Entscheidend für eine erfolgreiche Pflege und Sterbebegleitung im häuslichen Bereich ist die Erstellung eines klaren Therapiekonzeptes, welches auch Entscheidungen für eventuelle unvorhergesehene Notfälle beinhaltet. Das setzt jedoch voraus, dass die Pflegekräfte Kenntnisse in der Schmerztherapi, z. B. WHO-Stufenplan (*siehe Kapitel 8*), Umgang mit Opioiden (*siehe Kapitel 8.3*), Symptomkontrolle (*siehe Kapitel 5.2*) und Schmerzmessung (*siehe Kapitel 4.2*) besitzen. Die Schmerzmessung sollte täglich erfolgen, um – bei Bedarf in Absprache mit dem behandelnden Arzt – die Therapie zu verändern bzw. zu optimieren. Das wiederum setzt voraus, dass der behandelnde Arzt einen unterschriebenen schriftlichen Therapieplan mit genauen Zeitangaben der Medikamenteneinnahme und Dosierungsangaben der Zusatzmedikation vorgibt, die der Patient im Bedarfsfall einnehmen kann.

Im ambulanten Bereich ist sehr viel möglich. Leider sind Kenntnisse darüber, wie mit Schmerztherapie und Symptomkontrolle im ambulanten Bereich umgegangen wird und welche Möglichkeiten ambulant bestehen, im klinischen Bereich nur unzureichend bekannt.

Ein Maßnahme, welche häufig die Entlassung eines Patienten nach Hause verhindert, liegt in dem oft unkritischen Einsatz verschiedener intravenöser Kathetersysteme. Warum in den meisten Kliniken das Ernährungsprogramm und die Schmerzmittelapplikation intravenös erfolgen, ist völlig unklar. Hier gilt: Zur Stützung der Autonomie des Patienten sollte solange wie möglich auf eine intravenöse Schmerzmittelapplikation verzichtet werden.

Kasuistik

Ein Patient mit ossär und renal metastasierendem Nierenzellkarzinom wird von der urologischen Station eines Krankenhauses auf eine Palliativstation verlegt. Die Entlassung nach Hause konnten sich der Patient und seine Ehefrau wegen des großen parenteralen Flüssigkeits- und Ernährungsprogrammes, das über 24 Stunden lief, nicht vorstellen. Nach langen ausführlichen Gesprächen mit den Eheleuten konnte im Verlauf des dreiwöchigen Aufenthaltes auf der Palliativstation vollständig auf die parenterale Verabreichung verzichtet werden. Mit niedrig dosierter Kortisongabe konnte der Appetit gesteigert werden. Durch Reduktion der parenteralen Flüssigkeitszufuhr besserten sich auch die massiven Beinödeme. Der Patient konnte mit transdermal eingestellter Schmerztherapie (2×200 mg/h Durogesic®SMAT/3Tage, 40 Trpf Novalgin®/4 Std. und entsprechende Ko- und Begleitmedikamente zur Symptomkontrolle) und selbstständigem Essen und Trinken nach Hause entlassen werden. Mit Unterstützung eines ambulanten Pflegedienstes und der Angehörigen konnte dem ausdrücklichen Wunsch des Patienten, im Kreise seiner Familie versterben zu dürfen, entsprochen werden. So vorbereitet und begleitet fühlte sich auch die Ehefrau stark genug, ihrem Mann diesen Wunsch zu erfüllen.

 Merke

Möglichst transdermale oder orale Medikamentenapplikation, solange der Patient dazu in der Lage ist!

13.3.1 Hilfsmittel

Welche Pflegehilfsmittel werden bei der Betreuung benötigt bzw. müssen besorgt werden?
Es sollte versucht werden, immer einen individuellen Kompromiss zwischen „High-tech-" und wohnlicher Atmosphäre zu finden. Hilfsmittel, die nicht ständig gebraucht werden, sind aus dem Krankenzimmer zu räumen, um dem Patienten seine persönliche Umgebung zu gestalten.
Zur Grundausstattung ist folgendes notwendig:

 Empfehlungen

- Krankenbett
- Steuerung zum Verstellen des Bettes, Aufrichthilfen ➔ kopfüber, Fußende
- Nachtwäsche, Unterlagen, Windeln, Verbandmaterial, Körperpflegemittel, Wärmflasche
- Klingelanlage ➔ Kopfklingel, Verlängerung, Hebel, evtl. Gegensprechanlage (Babyphon)
- Nachttisch mit höhenverstellbarem, kippbarem Tisch, Ablage für persönliche Dinge (Uhr, Blumen, Bücher)
- Trinkbecher (Schnabelbecher oder Strohhalm zum Trinken im Liegen)
- Urinflaschenhalterung mit Flasche, Bettpfanne
- Radio, Fernbedienung für Fernseher, evtl. Sonnenschutz für Fenster
- Hilfen zur Stimulation ➔ Musikinstrumente, Kassettenrekorder, Kuscheltiere, Bücher, Bilder
- Telefon, Pinnwand für Bilder, persönliche Notizen, Medikamentenplan und wichtige Telefonnummern
- Bei Bedarf ➔ Trittstufe, Schemel, Bettgitter, Rollstuhl, Gehwagen, Badewannenlift,
- Lagerungshilfen ➔ Spezialmatratze, Kissen, gefüllt mit Dinkelspreu, Hirse, Schaumstoff, Gel, Wasser, Sand oder Federn
- Zur Dekubitusprophylaxe und Therapie ➔ Weichlagerungssysteme, Wechseldrucksysteme, Mikrostimulationssysteme
- Zur Entlastungslagerung ➔ Kissen, Nacken-, Knierollen, Keile
- Zur Prophylaxe und Therapie von Frakturen und Kontrakturen ➔ Fußstützen, Schiene, Kissen, Keile

- Hilfen zur Erleichterung der Atmung (*siehe Kapitel 5.2.7*) → Inhalator, Vernebler, Ventilator, Luftbefeuchter, Absauggerät, Aromalampe, evtl. transportables Sauerstoffgerät.

Zur Erhaltung der Selbstständigkeit immer elektrisch höhenverstellbares Bett mit Steuerungsmöglichkeit für Patienten und Angehörige verwenden. Die sachgemäße Ausstattung eines Pflegebettes erleichtert besonders im ambulanten, häuslichen Bereich die Pflege. Sie vermittelt dem Patienten Sicherheit und fördert sein Wohlbefinden. Bei speziellen Lagerungsproblemen ist einerseits Improvisation gefragt, andererseits sollten auf lange Sicht spezielle Hilfsmittel eingesetzt werden.

Merke
Lagerungshilfen möglichst gezielt einsetzen. So wenig wie möglich, so viel wie nötig!

13.3.2 Soziales Umfeld und Wohnsituation des Patienten

Soziales Umfeld
- Lebt der Patient alleine, mit Partner oder sonstigen Angehörigen?
- Können Freunde in die Pflege mit eingebunden werden?
- Können Nachbarn oder ehrenamtliche Helfer integriert werden?
- Von wem ist aktive Hilfe zu erwarten?
- Wie kann diese Pflege aussehen? Z. B. einkaufen, Essen kochen, Haushalt, Nachtwachen.

Wohnsituation
- Wie groß ist die Wohnung? Können ein von beiden Seiten begehbares Bett und die nötigen Hilfsmittel aufgestellt werden?
- Kann ein Mittelmaß zwischen Krankenzimmer und Wohnzimmer gefunden werden?
- Ist ein Verlassen der Wohnung über Treppen oder Aufzug möglich?
- Gibt es eine Gelegenheit, im Freien zu sitzen oder zu liegen, z. B. Balkon oder Garten?

- Wie groß ist das Badezimmer? Kann der Patient evtl. mit dem Rollstuhl ins Bad gefahren werden?
- Ist ein Schlafplatz für die Nachtwache vorhanden?

13.3.3 Grenzen der ambulanten häuslichen Betreuung

In manchen Fällen sind trotz Professionalität und Einfühlungsvermögen bei der Betreuung und Symptomkontrolle terminal Kranker im ambulanten Bereich Grenzen gesetzt, die durch folgende Beispiele verdeutlicht werden:

 Gefahren und Komplikationen
- Unkontrollierte Schmerzzustände: Patienten, die unter neuropathischen Schmerzen leiden, z. B. bei Einwachsen des Tumors in den Plexus lumbosacralis, sind oftmals schwer zu behandeln. Hier bedarf es häufig einer längeren stationären Behandlung und manchmal invasiver Maßnahmen, um eine erträgliche Schmerzlinderung zu erreichen.
- Fehlende Compliance von Patient und Angehörigen: Trotz eingehender, ausführlicher Erklärung des Behandlungsziels und eingehender Beratung der Schmerztherapie können sich einige Patienten und Angehörige nicht darauf einlassen. Sie nehmen ihre Medikamente willkürlich und „nach Bedarf" ein, sodass leider eine stationäre Einstellung der Schmerztherapie, also unter kontrollierten Bedingungen, erfolgen muss.
- Fehlendes soziales Umfeld oder Überforderung des familiären Systems: Die soziale Struktur kann die Einweisung in ein Krankenhaus oder Hospiz notwendig machen. Leidet ein Patient unter unkontrollierten Schmerzattacken, ist er nicht mehr in der Lage aufzustehen oder lebt er vollkommen alleine, bleibt oft – auch aus finanziellen Gründen – nur die stationäre Einweisung. Auch fühlen sich Angehörige oftmals psychisch überfordert, das Leiden eines Familienmitgliedes Tag und Nacht mitzuerleben. Sie brauchen die Sicherheit einer ständigen Hilfe, die ihnen die Verantwortung abnimmt.

13.4 Patientenverfügung

 Definition

Schriftliche Willenserklärung über medizinische Maßnahmen im Falle einer lebensbedrohlichen Situation mit Unfähigkeit, für sich selbst zu sprechen.

In den letzten fünf Jahren hat die Patientenverfügung einen wichtigen Platz in der Medizin eingenommen. Sie ist rechtlich begründet im Rahmen des Selbstbestimmungsrechtes des Patienten. Ist der Patient nicht in der Lage, seinen Willen zu äußern, ist der Arzt verpflichtet, zu prüfen, ob der Patient Dritte ausdrücklich bevollmächtigt hat, über die weitere Behandlung zu entscheiden („Vorsorgevollmacht"), oder ob eine schriftliche Willenserklärung vorliegt. An den Patientenwillen ist der Arzt gebunden, auch wenn dieser Wille der eigenen Vorstellung des Arztes widerspricht.

Merke

„Patientenverfügungen sind verbindlich, sofern sie sich auf die konkrete Behandlungssituation beziehen." (Grundsätze der Bundesärztekammer zur ärztlichen Sterbebegleitung vom September 1998)

Warnung
Gefahren und Komplikationen

Solange der Patient zu einer (wenn auch noch so schwachen) Willensäußerung fähig ist, muss er direkt befragt werden – auch wenn er unter Betreuung steht oder einen Bevollmächtigten hat. Die Patientenverfügung bzw. Tätigkeit eines gesetzlichen Betreuers oder eines Bevollmächtigten tritt erst in Kraft, wenn der Patient nicht mehr selbst für sich sprechen kann.

Patientenverfügung

Für den Fall, dass ich infolge einer schweren gesundheitlichen Beeinträchtigung meinen Willen nicht mehr bilden oder verständlich äußern kann, **so wünsche ich ausdrücklich, was folgt:**

Ich will nicht mit künstlichen Mitteln am Leben gehalten werden, wenn nach menschlichem Ermessen und nach ärztlicher Einschätzung nicht mehr damit zu rechnen ist, dass ich in der Zeit meines Lebens, die so noch gewonnen werden könnte, ein aus meiner Sicht „lebenswertes" Leben führen kann.

Das gilt für mich insbesondere dann,
- wenn ich mich unabwendbar im Sterbeprozess befinde,
- wenn der Fall eines dauerhaften Komas, eines Wachkomas oder eines ähnlichen Zustandes eingetreten ist, selbst wenn der Tod noch nicht absehbar ist,
- wenn eine schwere Dauerschädigung des Gehirns vorliegt,
- wenn lebenswichtige Funktionen meines Körpers ausgefallen sind.

Deshalb verfüge ich für solche Fälle das Unterlassen aller intensivmedizinischen, lebensverlängernden Maßnahmen, insbesondere will ich

- keine künstliche Beatmung!
- keine Wiederbelebung!
- keine Flüssigkeitszufuhr von mehr als einem halben Liter am Tag, nur Mundpflege gegen Durst!
- keine künstliche Ernährung durch jede Art von Magensonde (Nasensonde oder PEG)!
- keinen Anschluss an eine künstliche Niere!
- keine Bluttransfusion!
(Achtung! Nichtzutreffendes ggf. streichen!)

Ich akzeptiere dann mein Schicksal und will keine Lebensverlängerung, die ich nur als Verlängerung meines Leidens bzw. als Verzögerung des Sterbevorgangs empfinden könnte.
Alle sinnvollen Therapie- und Pflegemaßnahmen zur Linderung meiner Schmerzen und meiner Angst sollen hingegen bis zuletzt durchgeführt werden, selbst wenn dadurch eine Lebensverkürzung nicht ausgeschlossen ist. Ich möchte in Würde sterben, möglichst in vertrauter Umgebung.

Ort und Datum
Unterschrift des Patienten   **Unterschrift des Arztes**

Abb. 13.2:   Patientenverfügung (Formular)

Literatur

Aulbert E, Klaschik E, Pichlmaier (2000) Palliativmedizin–Verpflichtung zur Interdisziplinarität. Schattauer Verlagsgesellschaft Stuttgart

Bausewein C, Roller S, Voltz R (2000) Leitfaden Palliativmedizin. Urban und Fischer Verlag, München, Jena

Husebø S, Klaschik E, (2003) Palliativmedizin. 3. Auflage, Springer Verlag, Berlin, Heidelberg, New York

Saunders, C (2001) Hospiz und Begleitung im Schmerz. Herder Verlag Freiburg

14 Die Betäubungsmittel-verschreibungsverordnung (BtMVV)

Seit dem 19. 6. 2001 ist die BtMVV novelliert worden. Diese Änderung erleichtert die Verschreibung wesentlich und ermöglicht eine bessere Versorgung der chronischen Schmerzpatienten.

Der Begriff „Betäubungsmittel" ist historisch begründet; in Kriegszeiten wurden starke Schmerzen mit Opium, Morphium und ihren Derivaten „betäubt". Diese Klassifizierung hat jedoch keinen Bezug mehr zur heutigen therapeutischen Anwendung. Die langjährige Erfahrung der Schmerzspezialisten führt zur Forderung, starke Substanzen zur Schmerztherapie nicht mehr unter das Betäubungsmittelgesetz zu stellen, sondern sie im Sinne des WHO-Stufenplans als „starke Opioide" zu klassifizieren.

Das Verschreiben von starken Opioiden ist nur zu therapeutischen Zwecken zulässig. Alle Personen, die zur Ausübung des ärztlichen Berufes berechtigt sind, dürfen im Rahmen der ärztlichen Behandlung starke Opioide für den Bedarf eines Patienten oder ihrer Praxis, Stationsbedarf und Ambulanzen verschreiben.

14.1 Das Betäubungsmittelrezept

Betäubungsmittelrezepte müssen schriftlich, telefonisch oder per Fax bei der Bundesopiumstelle in Bonn angefordert werden, die dann umgehend den Vordruck „Erstanforderung von BtM-Rezepten" zusendet.

Auf dem Vordruck sind Name, Anschrift, Telefonnummer sowie die Berechtigung zur Berufsausübung durch die zuständige Behörde, Kammer oder Kassenärztliche Vereinigung anzugeben. Mit der ersten Rezept-Belieferung wird dem Arzt eine BtM-Nummer zugewiesen, die auch Bestandteil des Rezeptausdrucks ist. Die Rezepte sind fortlaufend nummeriert. Für Folgeanforderungen ist jeder Lieferung ein entsprechendes Bestellformular beigefügt. Die Belieferung erfolgt per Einschreiben.

Bundesinstitut für Arzneimittel und Medizinprodukte
Bundesopiumstelle
Kurt-Georg-Kiesinger-Allee 3, 53 175 Bonn
Telefon: 02 28/2 07-30 Fax: 02 28/2 07-52 10

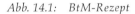

Abb. 14.1:   BtM-Rezept

 Merke

BtM-Rezepte sind vor unerlaubtem Zugriff geschützt aufzubewahren. Ein eventueller Verlust ist umgehend der Bundesopiumstelle unter Angabe der Rezeptnummer(n) anzuzeigen.

Die *Gültigkeitsdauer* der BtM-Rezepte ist auf *7 Tage* ab Ausstellungsdatum begrenzt. Nach Ablauf dieser Frist kann das Rezept nicht mehr in der Apotheke eingelöst werden.

In einer Gemeinschaftspraxis sollte jeder Arzt seine eigenen Rezeptformulare haben. Es kann jedoch der Stempel der Gemeinschaftspraxis verwendet werden, wenn der jeweils Verschreibende durch Unterstreichen gekennzeichnet ist.

Im Falle einer Vertretung ist die Übertragbarkeit von BtM-Rezepten möglich. Der vertretende Arzt muss mit handschriftlichem Zusatz „i. V." auf dem Rezept als vertretender Arzt erkennbar sein.
Das BtM-Rezept besteht aus einem Original und zwei Durchschlägen. Teil III ist von dem Rezeptinhaber für einen lückenlosen Nachweis aufzubewahren. Die Teile I und II sind zur Vorlage in der Apotheke bestimmt.
Im Falle einer fehlerhaften Eintragung oder bei Beschädigung des Rezeptes ist der *komplette Formularsatz,* d. h. das Original und die beiden Durchschläge aufzubewahren.

14.1.1 Ausnahmerezept

In begründeten Fällen darf der der Arzt auf einem BtM-Rezept
- die Höchstmenge überschreiten
- die Anzahl der verschriebenen BtM überschreiten
- Rezept mit einem „A" kennzeichnen.

Alle anderen Angaben *siehe Kapitel 14.1.4*

 Merke
Die Meldung an die zuständige Landesbehörde ist nicht mehr erforderlich!

14.1.2 Notfallrezept

In einem Notfall darf der Arzt die dem Notfall entsprechende Menge starker Opioide auf einem „Normal-Rezept" verschreiben.
Das Rezept ist mit der Aufschrift „Notfall-Verschreibung" zu kennzeichnen. Der Arzt ist verpflichtet, der abgebenden Apotheke unverzüglich (bis zu drei Tagen) ein BtM-Rezept nachzureichen. Dieses Rezept ist mit dem Buchstaben „N" zu kennzeichnen und wird nicht beliefert. Das Rezept „Notfallverschreibung" ist dauerhaft mit dem in der Apotheke verbleibendem Teil der nachgereichten Verschreibung zu verbinden.

Merke

Auf BtM-Rezepten können zusätzlich Koanalgetika, wie z. B. Antiemetika oder Laxanzien, verordnet werden. Dieses Vorgehen empfiehlt sich besonders bei Laxanzien, die in diesem Fall erstattungsfähig sind (§ 8 Abs. 1 BtMVV).

14.1.3 Das Mitführen von Opioiden bei Auslandsaufenthalten

Für Reisen in Länder, die dem „Schengener Abkommen" beigetreten sind, wie Deutschland, Griechenland, Niederlande, Belgien, Luxemburg, Frankreich, Spanien und Portugal, wurde ein dreisprachiges Formular entwickelt. Diese Bescheinigung hat eine Gültigkeit von 30 Tagen und muss von der Landesgesundheitsbehörde beglaubigt werden.

14.1.4 Angaben auf dem Betäubungsmittelrezept

Auf einem BtM-Rezept für den ambulanten Bereich sind folgende Angaben zu leisten:

- Name, Vorname und Anschrift des Patienten, für den das Betäubungsmittel bestimmt ist
- Ausstellungsdatum
- Arzneimittelbezeichnung, falls dadurch nicht eindeutig bestimmt: Darreichungsform, Art und Menge des enthaltenden BtM
- Menge des verschriebenen Arzneimittels in Gramm oder Milliliter und Stückzahl
- Gebrauchsanweisung mit Einzel- und Tagesangabe, z. B. S (Signum): 2 Tabletten/12 Stunden, bei separater Gebrauchsanweisung genügt der Vermerk „Gemäß schriftlicher Anweisung"
- Name des verschreibenden Arztes, seine Berufsbezeichnung und Anschrift einschließlich Telefonnummer (Arztstempel)
- Eigenhändige Unterschrift des Arztes, im Vertretungsfall handschriftlich der Vermerk „i. V".

14.1.5 Betäubungsmittelverschreibung für den Praxisbedarf

Hier gilt eine andere andere Regelung:
- Betäubungsmittel dürfen bis zu einer Menge des durchschnittlichen Zweiwochenbedarfs verschrieben werden, mindestens jedoch die kleinste Packungseinheit
- Vorratshaltung soll für jedes BtM den Monatsbedarf nicht überschreiten.

Das Rezept beinhaltet folgende Angaben:
- Kostenträger, jedoch nicht einheitlich geregelt
- Ausstellungsdatum
- Arzneimittelbezeichnung *siehe Kapitel 14.1.4*
- Feld Nr. 9 auf dem Rezeptformular ist anzukreuzen (Spr.St. Bedarf)
- Name, Anschrift, Telefonnummer des Arztes
- Eigenhändige Unterschrift des Arztes, im Vertretungsfall handschriftlich der Vermerk „i. V."

 Merke

Bis auf die Unterschrift können alle Angaben durch eine andere Person, z. B. eine Pflegekraft oder über EDV erfolgen.

14.1.6 Abgabe und Änderung durch den Apotheker

Der abgebende Apotheker hat auf dem bei ihm verbleibendem Teil I des BtM-Rezeptes folgende Angaben zu vermerken:
- Name und Anschrift der Apotheke
- Abgabedatum
- Namenszeichen des Abgebenden.

Bei Unvollständigkeit, Unleserlichkeit oder bei erkennbarem Irrtum ist es dem Apotheker nach Rücksprache mit dem Arzt erlaubt, eine Berichtigung des Rezeptes vorzunehmen. Der abgebende Apotheker ergänzt bzw. korrigiert die Teile I und II, der Arzt gleichlautend Teil III des BtM-Rezeptes.

14.2 Betäubungsmittelanforderungsscheine für den stationären Bereich

Betäubungsmittel für den Stationsbedarf dürfen nur auf einem dreiteiligen amtlichen Formblatt verschrieben werden. Die Teile I und II der Stationsverschreibung sind zur Vorlage in der Apotheke bestimmt, Teil III verbleibt bei dem verschreibungsberechtigtem Arzt.

Betäubungsmittelanforderungsscheine werden vom Bundesinstitut in Bonn *(siehe Kapitel 14.1)* auf Anforderung an den Arzt, der ein Krankenhaus oder eine Krankenhausabteilung leitet, ausgegeben. Die nummerierten Anforderungsscheine sind nur zur Verwendung in der vom Arzt geleiteten Einrichtung bestimmt. Sie dürfen von dem anfordernden Arzt an Leiter von Teileinheiten weitergegeben werden. Über die Weitergabe ist ein Nachweis zu führen.

Teil III der Stationsverschreibung und die Teile I bis III der fehlerhaft ausgefertigten Betäubungsmittelanforderungsscheine sowie die Nachweisunterlagen sind von dem anfordernden Arzt, von der letzten Eintragung an gerechnet, drei Jahre aufzubewahren. Sie müssen auf Verlangen an die zuständige Landesbehörde eingesandt oder Beauftragten dieser Behörde vorgelegt werden.

14.2.1 Angaben auf dem Betäubungsmittelanforderungsschein

- Name und Anschrift der Einrichtung
- Ausstellungsdatum
- Arzneimittelbezeichnung, falls dadurch nicht eindeutig bestimmt: Darreichungsform, Art und Menge des enthaltenden BtM
- Menge des verschriebenen Arzneimittels in Gramm oder Milliliter und Stückzahl
- Unterschrift des verschreibenden Arztes, im Vertretungsfalle der Vermerk „i. V."

Merke

Der Betäubungsmittelanforderungsschein hat eine Gültigkeit von *7 Tagen.*

14.2.2 Nachweis über Verbleib und Bestand

Der Arzt ist verpflichtet, einen lückenlosen Nachweis über den Zugang und die Abgänge von Betäubungsmitteln zu führen.
Für jedes Betäubungsmittel sowie für jede Darreichungsform und Wirkstärke ist ein Nachweis zu führen.
Zur Nachweisführung stehen amtliche Formblätter (Karteikarten) zur Verfügung, die unter folgender Adresse zu beziehen sind:

Bundesanzeiger Verlagsgesellschaft mbH
Amsterdamer Str. 192
50735 Köln
Telefon: 02 21/97 66 80

Die Eintragungen auf den Karteikarten mit Unterschrift kann das Pflegepersonal durchführen. Die monatliche Prüfung auf Richtigkeit obliegt dem jeweils verantwortlichen Arzt. Die Prüfung erfolgt monatlich und wird mit Namenszeichen und Prüfdatum dokumentiert.
Alle Aufzeichnungen sind drei Jahre, von der letzten Eintragung an gerechnet, aufzubewahren und auf Verlangen der zuständigen Behörde zur Prüfung vorzulegen.

14.2.3 Angaben zur Nachweisführung auf den Karteikarten

- Vollständige Bezeichnung der Substanz/des Fertigarzneimittels mit Wirkstärke und Darreichungsform
- Name und Anschrift des Arztes
- Laufende Nummer der Karteikarte
- Datum, Menge des Zugangs, Name und Anschrift des Lieferers (z. B. Firma, Apotheke)

- Datum, Menge des Abgangs, Name und Anschrift des Empfängers (z. B. Patient oder evtl. Vernichtung)
- der sich aus Punkt 4 und 5 ergebende Bestand.

14.2.4 Höchstmengenverschreibung der wichtigsten Betäubungsmittel zur Schmerztherapie

Für einen Patienten darf der Arzt innerhalb von *30 Tagen* bis zu zwei der folgenden Betäubungsmittel unter Einhaltung der nachstehend festgesetzten Höchstmengen verschreiben:

Tab. 14.1: Höchstmengen der zu verschreibenden Betäubungsmittel

Betäubungsmittel	Menge
Buprenorphin (Temgesic®)	150 mg
Fentanyl (Fentanyl® Janssen, Durogesic®SMAT)	1 000 mg
Hydromorphon (Palladon®)	5 000 mg
Levomethadon (L-Polamidon®)	1 500 mg
Morphin (z. B. MST®, MSI®, M® long, Morphin Merck® Tr.)	20 000 mg
Oxycodon (Oxygesic®)	15 000 mg
Pethidin (Dolantin®)	10 000 mg
Piritramid (Dipidolor®)	6 000 mg

Literatur

Bundesgesetzblatt (1998) Teil I Nr. 4
Der 1. Schritt zum BtM-Rezept, Fa. Janssen-Cilag

Begriffsdefinitionen

Allodynie
Schmerzauslösung durch einen Reiz, der normalerweise keinen Schmerz verursacht (z. B. leichte Berührung).

Analgesie
Fehlende Schmerzempfindung bei normalerweise schmerzhaften Reizen.

Anaesthesia dolorosa
Schmerz in einem Gebiet, das gefühllos ist.

Dysästhesie
Sammelbezeichnung für eine unangenehme und abnorme Empfindung, entweder spontan entstehend oder provoziert (z. B. durch Berührung). Die Abgrenzung einer Dysästhesie von einer Allodynie kann schwierig sein.

Hyperästhesie
Bezeichnung für eine verstärkte Empfindung auf schmerzhafte und nicht-schmerzhafte Reize (z. B. herabgesetzte Schwelle bei Temperatur- und Berührungsreizen).

Hyperalgesie
Bezeichnung für eine verstärkte Schmerzempfindung bei schmerzhaften Reizen. Die Begriffe Hypästhesie und Hypalgesie sind entsprechend mit negativem Vorzeichen zu verstehen.

Hyperpathie
Bezeichnung für ein schmerzhaftes Syndrom, das durch eine verstärkte Reaktion auf einen schmerzhaften oder nicht-schmerzhaften Reiz gekennzeichnet ist, insbesondere als Antwort auf wiederholte Reize.

Kausalgie

Bezeichnung eines komplexen Syndromes, das durch einen brennenden Schmerz, Allodynie und Hyperpathie nach einer Nervenläsion gekennzeichnet ist und oft mit vasomotorischer und sudomotorischer Dysfunktion einhergeht.

Neuralgie

Schmerzen im Ausbreitungsgebiet eines Nervs.

Neuritis

Entzündung eines Nerven.

Neuropathie

Funktionsstörung oder pathologische Veränderung im Nervensystem. Wenn nur ein Nerv betroffen ist, bezeichnet man sie als Mononeuropathie, bei mehreren einzelnen definierten Nerven als Mononeuropathia multiplex, bei diffuser und bilateraler Lokalisation als Polyneuropathie.

Parästhesie

Sammelbezeichnung für eine abnorme Gefühlssensation ohne für den Betroffenen unangenehmen Charakter.

Schmerzschwelle

Bezeichnung für die Schwelle, bei deren Überschreiten Schmerz wahrgenommen wird.

Schmerztoleranz

Bezeichnung für die stärksten Schmerzen, die eine Person ertragen kann.

Stichwortverzeichnis

Arzneimittelverzeichnis (Handelsnamen)

Arzneimittelverzeichnis (Freinamen)